经方脉证图解

陈建国 著

全国百佳图书出版单位

中国中医药出版社

·北京·

图书在版编目（CIP）数据

经方脉证图解 / 陈建国著 . —北京：中国中医药
出版社，2021.8
ISBN 978-7-5132-6992-6

Ⅰ . ①经… Ⅱ . ①陈… Ⅲ . ①脉诊—研究②经方—研
究 Ⅳ . ① R241.2 ② R289.2

中国版本图书馆 CIP 数据核字（2021）第 104667 号

中国中医药出版社出版

北京经济技术开发区科创十三街 31 号院二区 8 号楼
邮政编码　100176
传真　010-64405721
河北品睿印刷有限公司印刷
各地新华书店经销

开本 710×1000　1/16　印张 10.5　字数 164 千字
2021 年 8 月第 1 版　2021 年 8 月第 1 次印刷
书号　ISBN 978 - 7 - 5132 - 6992 - 6

定价　68.00 元
网址　www.cptcm.com

服 务 热 线　010-64405720
购 书 热 线　010-89535836
维 权 打 假　010-64405753

微信服务号　zgzyycbs
微商城网址　https://kdt.im/LIdUGr
官 方 微 博　http://e.weibo.com/cptcm
天猫旗舰店网址　https://zgzyycbs.tmall.com

如有印装质量问题请与本社出版部联系（010-64405510）

刘 序

如何辨出"唯一大方向"？

经方大家刘渡舟先生在《辨证知机论》一文的如下观点，很多人可能会大疑不解：

自《伤寒论》问世以来，医坛学子，无不一口同音，攻读其辨证论治而已矣。对此，余大声疾呼，是则是矣，论其义则隘矣，犹未尽仲景之传也。我认为证之微妙之处，则在于"机"。何谓机？事物初露苗头的先兆，也叫机先，《辨奸论》则叫"见微知著"。中医学亦不能例外。所以，《伤寒论》既有辨证论治的学问，也有辨证知机的奥妙。两个层次，则有高下之分，精粗之别，不得混为一谈。

很多人读到这段文字，可能会产生困惑：辨证知机，难道不是辨证论治？为什么说辨证知机的层次更高？

实际上，刘渡舟先生所指"辨证论治"，是指目前教科书所指"虚实寒热、气血津液、表里上下、脏腑经络（已包含八纲、六淫）"等具体辨证，这种病性、病位的辨证体系，学过中医的人都比较熟悉。

刘渡舟先生所指"辨证知机"，是指"阴阳盛衰、六经、三焦、卫气营血、五行五脏"等整体辨证。虽然教科书也都提及，但通常并未特别强调其"唯一大方向"的整体属性。刘渡舟先生曾在某年的隆冬时节（二月），诊疗一位患肺结核患者，皮肉林立，咳嗽多痰，脉毛浮。刘渡舟按照"五行五脏"整体辨证，通过"毛浮肺脉"诊断出该患者在当下的"唯一大方向（整体辨证）"为"肺金之病"，并对疾病趋势做出预判。

《素问·示从容论》有句名言，"一人之气，病在一脏也，若言三脏俱行，不在法也"。同理，整体辨证，只能是病在五脏之一脏、六经之一经、三焦之一焦、卫气营血、阴阳盛衰之一端。整体的大方向（最主要的病机）是唯一的。也就是说，不管患者具体病机（气滞、血瘀、阴虚、阳虚……）如何错综复杂、虚实兼夹，整体辨证的唯一大方向，是有着清晰指向的。

笔者在很多年之前读刘渡舟先生的《辨证知机论》之时，很长时间困惑于"刘渡舟先生所言辨证知机，难道不是辨证论治？为什么说相对于辨证论治，辨证知机的层次更高？"后来，才开始明白，原来刘渡舟先生所言辨证知机，相当于"六经辨证"那类超越了具体辨证的整体辨证，为中医诊疗提供了"唯一大方向"。而刘渡舟先生所言辨证论治，则是通常教科书提及最多的具体辨证。具体辨证虽然细节更丰富，但却在整体方向上有时容易被繁多的细节所遮蔽（尤其是虚实兼夹、错综复杂之时）。

经方大家胡希恕先生倡导"六经－八纲－方证"辨证体系，他所倡导的六经辨证，实际上就是超越了"八纲气血具体辨证"的整体辨证。一方面，他提出"六经来自八纲"，揭示了"六经辨证并非等同于八纲气血辨证"，而是超越具体辨证、达到类似"治病大法"高度（如汗法对应太阳病，不分风寒、风温、风湿）的整体辨证；另一方面，他又提出"六经之名本可废"，揭示了整体辨证并非只有六经辨证一条途径，从阴阳盛衰、六经、三焦、卫气营血等各种途径，皆可实现整体辨证的目的。胡希恕先生还亲自做了示范，在其《六经辨证解温病——胡希恕温病条辨讲义》一书中，胡希恕对卫气营血辨证的代表作品《温病条辨》的全部条文，做了"整体辨证"的独立解读。在胡希恕先生眼里，六经之名本可废，卫气营血之名本可废……但是，整体辨证（唯一大方向）的思维，万万不能废！

本书作者陈建国，是胡希恕名家研究室主任、北京中医药学会仲景学说专业委员会秘书长。他深入学习胡希恕、刘渡舟及历代经方大家的学术思想，上溯《伤寒杂病论》《神农本草经》《黄帝内经》等中医经典，通过临证与思考，发现了"阴阳盛衰"的整体辨证体系，并在脉法、药法、方证等临床应用领域做了深入发掘，撰写《仲景阴阳脉法》《神农升降药法》《经方脉证图解》等学术专著，可谓是当代医家对"整体辨证（唯一大方向）"的重要探索，近年来很多遭遇"瓶颈"的中医医生，借助这种"整体辨证"体系，找到了临床突破与提升的新路径。

是为序。

刘观涛

2021 年 5 月

自序

仲景学说有很高的学术价值，仲景书所载之方更是有很高的临床应用价值，这是历代中医前贤们的共识，也是当今中医界的共识。但是真正深入学习仲景学说时，就会遇到很多的瓶颈问题。

比如，六经辨证究竟为何？六经如何诊断？如何才能把握经方的方证？仲景脉法如何学习等诸多问题。其中，最重要也是终极的问题，如何才能准确高效地应用经方，取得满意的临床疗效。

为了解决这些问题，历代中医前贤们付出了非常艰辛的努力，也留下了很多丰富的学习资料。但是我们至今在临床应用方药时，还是会遇到很多的困惑。辨证时没有什么思路，应用一张方时没有把握，临床疗效难以预测，这些都是我们在临床中要面对的现实问题，这不仅是经方的问题，也是中医的问题。

如何解决这些问题呢？

笔者对此也进行了苦苦探索。我认为，首先是要找到解决这些问题的正确路径，然后就是沿着这个路径结合实际"知行合一"。

路径何在呢？

其实，医圣张仲景已经把路径明确地指出了，那就是——"思求经旨，演其所知"。

"思求经旨"就是告诉我们，在中医学习的道路上要"思之""求之"的是中医经典；"演其所知"就是要实践并发展中医经典的思想。

《伤寒杂病论》本身就是中医经典，面对我们的终极问题，已经指出了明确的方向，那就是——"观其脉证，随证治之"。

我们面对疑难疾病时应当观其脉证，当我们选择应用一张方时，也应当观其脉证，唯有如此，方药应用才能得当，辨证依据才更加客观，临床疗效才能重复。

脉证包含"脉"和"证"，其中的"证"就是方证；其中的"脉"就是脉的证，就是脉的病机，就是病机的脉，即"脉证"。

临床中，无论采取何种辨证方法，只要处方精准地符合病机，就一定能够取效。同时，每一张经方都一定对应一种病机，在这种病机下，就一定会出现对应的客观稳定的脉，符合一张经方病机的脉，就是经方的脉证。临床当中，如果掌握了经方的脉证，通过脉证合参，就能够准确地诊断出疾病当下应该用哪一张方来治疗。

这个方向是医圣张仲景指出的，在其著作中，也反复通过实例强调这个方向和方法，但非常可惜的是，后世对于脉诊的研究几乎全部都集中到了脉象这个具体问题上，并没有沿着脉证这个方向进行深度地探索和发展。

正是基于以上原因，我们沿着仲景指出的明确道路进行了探索和实践，将一些认识和体会，以图示的方式与各位读者分享。

古人云："大匠能与人规矩，不能使人巧。"中医的学习和应用不能依靠属于"巧"的经验。经方脉证看似属于"规矩"，但仍旧属于是"巧"，属于是经验，脉证背后的规律，才是真正的"规矩"。关于脉证背后的规律，在笔者的《仲景阴阳脉法》一书中已经进行了详细阐释，这本书主要是对具体脉证进行详细阐释，希望大家既能掌握具体操作，又能掌握背后的"规矩"，不必刻意记忆，而重在领会。

每一张经方都是由具体药物组成的，要把握这张方对应的病机，就一定要领会其组成的药物。如果想通过药物这个最基本的元素深入认识经方，可以参考笔者所著的《神农升降药法》。

虽然本书所涉及的经方脉证都经过笔者反复的临床验证，但在图形与实际方面仍有所出入，有些脉证仍需通过大量病例，进行更多角度的验证。不足之处，将不断完善，希望对同道在中医学习和实践方面有所帮助。

陈建国

2021 年 5 月

目 录

绪 言

在中医临床中，所有的中医都要诊脉。那么诊脉的目的究竟是什么呢？有人会说，当然是为了诊断出疾病的病机。那么，如何通过脉诊来明确病机呢？有人会说，自然是通过号出脉象来明确病机。

现在，我们遇到两个现实的问题：一是能不能准确地号出脉象？二是如果能够准确号出脉象，那么根据脉象是不是就能够明确病机，并且能够精确地指向一张可以取效的方子呢？

答案就在每个中医人自己的心中，就在我们每天的临床实践中。

如果我们对脉象的诊断含糊不清，进一步对脉象指向的病机模棱两可，更进一步，对病机下选用的方药是根据经验，在这三步都把握不大的情况下，我们对临床疗效又有多大的把握呢？

这个问题的答案，仍旧在我们每个中医人自己的心中。

当然，有人会提出，脉诊被古人列为四诊之末，这其实并不重要，医圣张仲景给我们的答案却不是这样的。

张仲景在《伤寒杂病论》中讲求"脉证并治"，并且在原文中罗列了大量的脉诊信息，提出"观其脉证，随证治之"。如果说张仲景不重视脉诊，那是不客观的。

需要说明的是，笔者并非对脉诊情有独钟，而是因为这是中医经典指出的明确方向，使得追求解决临床问题的我们不得不重视。

那么，以上问题究竟出在哪里？究竟应当怎么解决呢？

其实，这些问题今天我们遇到了，1800多年前的医圣张仲景也遇到了，并且针对这个问题指出了明确的解决方向。可以说，答案就在中医经典当中，只是这个重要的学术方向并没有得到足够的传承和发展。

仲景先师给我们指出了两个明确的方向，高效应用方药的路径是脉证合参，精准把握方药的路径是经方脉证。

仲景给我们指出的方向，与我们一般理解的脉诊有三点不同：一是脉诊的总体是气血，不是脉象。二是脉诊的目标是病机，不是脉象。三是脉诊的具体是脉证，不是脉象。

也就是说，我们诊脉时，心中所求的并非全部都是具体的脉象，而是气血的状态、明确的病机和精准的脉证，这三者是一以贯之的。

为了便于理解，我们先将把握经方脉证的三个基本操作步骤进行提示。

首先，要明确诊脉诊的是患者的气血状态。

脉诊时，我们指下感受的只有患者气血的状态，心中是没有脉象的。也就是说，我们首先要明确，我们的指下是患者的气血，而不是直接去探查一般理解的二十多种脉象。应指有力提示的是气足而盛，应指无力就是气不足而虚，脉管宽大就是血足而盛，脉管细小就是血不足而虚等，这是最基本的认识，也是很容易理解的。

其次，客观地把握脉诊的整体状态与特殊之处。

仲景书中记录的"寸缓、关浮、尺弱"，就是提示我们在对脉诊进行整体考量的基础上，要进一步明确异常脉动的部、位以及性质。也就是说，要把握脉证的全部信息，而不仅限于一般掌握的脉象信息。虽然其中也包含我们一般理解的二十余种脉象，但除此之外还有多个角度、更深层次的信息，具体为左右手、寸关尺和浮中沉的"太过"和"不及"。

最后，明确具体方药的指向。

在综合了多方面的脉诊信息后，还要明确这些脉诊信息对具体方药的指向。也就是说，我们不仅要客观地把握患者的多角度脉诊信息，还要明确究竟是哪一张方的脉，要明确到脉证的层面。张仲景说，"观其脉证，知犯何逆，随证治之"。这就强调要具体到方药层面的脉证，而不是笼统的在病机层面的脉象。仲景全书以篇名的方式强调"病脉证治"，都是在告诉我们要将脉与病、证、治结合起来，而非病是病、脉是脉、证是证、治是治，各走一条路，互相之间的直接关联性不大。

临床中，如果明确了脉证，我们就会在具体开某一张方时更有把握；明确了脉证，面对纷繁复杂的症状时就能做到"但见一证便是，不必悉具"；明确了脉证，无论是经方还是时方，即使古人并没有给我们提供具体的应用经验，我们也能准确地应用方药并取效。

下面我们就从对相关基本知识的了解开始，逐步掌握经方脉证。

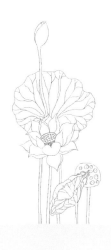

第一部分　总论

　　本章以阴阳盛衰为纲，通过脉证图的方式详细阐释经方脉证，为了帮助读者能够直接应用于临床，将经方的方证也进行了解读。

　　本章共精选了 50 张经方，其中既包含了临床常用方，也包含了代表性经方、六经辨证代表方，从治法上涵盖了中医治病八法，从病机上涵盖了 12 种基本病机。篇幅所限，希望读者能够举一反三、触类旁通，共同推动中医脉证学术方向的研究和应用。

　　本书经方脉证图中各部位标识的圆点代表意义如下：

　　以留白表达脉动的力量正常；

　　以蓝色圆点表达脉动无力的不及脉；

　　以蓝色圆圈表达脉动最无力的不及脉；

　　以红色圆点表达脉动有力的太过脉；

　　以最大红色圆点表达脉动最为有力的太过脉。

第一节 脉候气血

一般临床对脉诊的应用，就是通过诊脉来明确究竟符合二十余种脉象中的哪一种，然后根据这种脉象所代表的病机来对患者的基本病机进行推断。也可以说，这种方法的诊脉就是诊脉象。

而基于以上基本认识的脉诊是截然不同的。诊脉是通过指下来感受患者气血的状态，虽然脉象也包含在其中，但脉象仅仅是其中的一部分而已。

脉诊的主要目的是通过诊脉明确患者的气血盛衰和病理状态，并结合其他诊断信息，从而明确病机和具体的治疗方案。

其重点，是从本质上把握人体的气血，而不是仅限于具体的脉象。也就是说，脉诊首先要做到心中无脉象，而唯有气血，唯有先全面而客观地把握，后面才能准确而客观地分析，最终才能得出符合事实的结果。

关于脉候气血的认识，中医古籍中多有体现。

《中藏经·脉要论》云："脉者，乃气血之先也。气血盛，则脉盛；气血衰，则脉衰；气血热，则脉数；气血寒，则脉迟；气血微，则脉弱；气血平，则脉缓。又，长人脉长，短人脉短，性急则脉急，性缓则脉缓，反此者逆，顺此者从也。"

其提示脉诊候的是人体气血的状态。由于疾病的影响，人体的气血状态会发生改变，为此我们就可以通过脉诊客观地把握人体气血的变化，并通过这些客观反映的信息明确疾病的状态。

从脉的浮沉来看待脉候气血，浮脉反映气血更多地聚集于人体的上部、表的状态；沉脉反映气血更多地聚集于人体的下部、里的状态。

需要强调的是，这个总体认识非常重要！

这就是候脉象与候气血的区别。

第二节　太过不及

在对脉诊总体认识的基础上，如果我们下一步以明确具体治疗为目的，那么，要关注的就不是一般意义上"脉象"，而是"太过"和"不及"。

临床中，单纯诊查太过和不及意义何在呢？

主要有四方面的意义：首先是明确病位，其次是明确治法，第三是能基本明确病机，第四是能基本明确脉证。具体根据病位确定治法的原则，大家可以参考《仲景阴阳脉法》一书，本书也会在下文做简要介绍。

关于在脉诊上重在诊查太过、不及这一点上，仲景书中也有明确的提示："脉当取太过不及"。这就告诉我们，临床中把握脉的太过和不及是一个非常重要的关键点。

什么是"太过""不及"呢？这个问题仲景书中并没有清晰准确地告诉我们，我们只有结合中医经典中的相关信息，以"思求经旨，演其所知"了。

《难经·三难》中说："脉有太过，有不及……过者，法曰太过；减者，法曰不及。"

笔者认为，古人之所以没有更加详细地告诉我们，是因为他们认为，从"太过""不及"的字面上已经将全部的信息传达给我们了。

从字面上看，太过，就是超过；不及，就是没有达到。

超过什么呢？没有达到什么呢？

这里需要设立一个参照物，这个参照物我们称之为"正常健康脉"。

超过"正常健康脉"的就是太过，没有达到"正常健康脉"的就是不及。

道理如此，但是在临床中如何考量呢？也就是说，从什么角度来衡量呢？

结合脉诊的实际，我们应当从两个角度进行考量，一个是脉动的力量，一个是脉管的宽度。

具体为：

太过：就是临床中脉诊表现于某一部或某一位特别的盛实，具体表现为比正常健康脉的脉动更有力或脉管更宽大。

不及：就是临床中脉诊表现于某一部或某一位特别的虚衰，具体表现为比正常健康脉的脉动更无力或脉管更细小。

通过诊查太过、不及，首先可以明确的就是虚实。

总体以脉动有力为实证，脉动无力为虚证；脉管宽大为实证，脉管细小为虚证。

临床中，一般脉动有力者，脉管也宽大；脉动无力者，脉管也细小。但是，也有交错出现的情况，比如，脉管细小，但是脉动有力；脉动无力，但是脉管宽大，这种情况如何判断太过不及呢？

这里提示，判断太过、不及虽然是依据两个因素，但是，脉动力量以候"气"，脉管宽度以候"血"，"气为血之帅"，因此，以脉动力量为主要鉴别因素。

也就是说，只要脉动有力，无论脉管宽窄，均为太过脉。

如果脉动无力，即使脉管宽大，仍旧为不及脉。

如果脉动的力量正常，则脉管宽大者为太过脉，脉管细小者为不及脉。

以上我们明确了判断某一个部位太过不及的标准，诊脉分左右手，并且还有寸关尺、浮中沉，不同部位的太过或不及，均代表不同的病机信息，在掌握了以上基本操作的基础上，我们还要明确左右手的太过和不及。

对于左右手脉的总体太过和不及，我们按照下面的总结来进行基本的认识：

在左右手的一侧，寸关尺、浮中沉中任何一部或一位出现太过脉，则这一侧的总体就是太过脉，我们进一步诊查的重点就是脉动最有力的太过脉的位置。

在左右手的一侧，寸关尺、浮中沉的所有部位中，脉动最有力部位的力量也没有超过正常健康脉的力量，则这一侧的总体就是不及脉，我们进一步诊查的重点就是脉动最无力的位置。

以上的文字表述，为了尽可能准确，所以看起来比较繁琐，实际上，太过与不及在临床中非常容易把握，也非常容易体会，无非就是把握脉有力还是无力，脉管是宽还是窄而已，这比临床体会纷繁复杂的脉象要简单许多。但正是因为简单，所以就更加客观并容易重复，同时，虽然看似简单，却对于把握病机更有明确的指导性意义。

对于部分初学者，临床直接具体把握太过与不及，早期可能会有一些难度，主要原因就在于对正常健康脉的脉动力量和脉管宽度还没有感性认识，有一个很容易解决的办法，那就是尽量多地体会身边的健康人的脉。所谓知常达变，唯有对正常的脉有一定的基本体会，才能够知常达变，感受到太过和不及脉。

以上介绍了脉诊的总体认识，其中包括脉诊的重点。由于脉学年代久远，历代医家多有发挥，即使是其中的重要观念，也是众说不一，令人莫衷一是，这会给我们学习脉证带来很大的困难，因此，我们这里要对脉学中的重要概念进行准确而统一的界定。

第三节　寸关尺

临床中，无论是把握脉证，还是应用仲景阴阳脉法，都需要先对寸口脉的寸关尺三部进行精确定位，因此，我们先对三部的定位和意义进行界定。

1. 部位的界定

寸关尺的部位我们依照《中医诊断学》教材的表述。

寸口分寸、关、尺三部，以高骨（桡骨茎突）为标志，其稍内方的部位为关，关前（腕端）为寸，关后（肘端）为尺。

2. 准确定位三部的重要性

脉证中一般通过寸关尺中的太过、不及来明确病位，因此，准确地定位三部是最终得出正确结论的前提，在此特别强调。

3. 三部临床意义的界定

寸关尺三部的临床意义我们按照《脉经》的表述进行界定。

《脉经·分别三关境界脉候所主》："寸主射上焦，出头及皮毛竟手。关主射中焦，腹及腰。尺主射下焦，少腹至足。"

超过寸部至鱼际的称为"溢脉"，溢脉的临床意义，纳入寸部考量。而向下超过尺部的又称"覆脉"，覆脉的临床意义，纳入尺部。

溢脉在当今临床中非常多见，比如，左手寸部出现溢脉，左手的寸部脉管就比正常寸部的脉管要长许多，假设脉管宽度正常，脉动的力量也正常，那么其中所容纳的"气血"就比正常人要多，更多的气血聚集在寸部，就是反映人体更多的气血聚集到了上焦（表），之所以上焦的气血更多，是因为邪气位于上焦，所以更多的正气被调动到上焦与邪相争，这种病机就属于阴盛。这就是属于实证的溢脉。

仍以左手寸部出现溢脉为例，阴虚证也可以出现溢脉，阴血亏虚，虚热上扰，也可以表现为溢脉，但是这个溢脉与上文所述的溢脉有所不同，表现为虽然脉管长度超过腕横纹，但是细而无力，同时往往左手尺部也无力。

由上可见，阴盛和阴虚都可能会出现溢脉，同样道理，阳盛和阳虚的病机也可以在右手寸部表现出溢脉。

同样道理，覆脉也可以看作尺脉的延长。

4. 寸关尺与太过不及

在寸关尺的某一部出现太过脉，则提示正邪交争于此部对应的人体部位。比如，在寸部候得太过脉，就提示正邪交争于上焦，正邪交争之处，就是邪气所在之处，说明病就在上焦。

在寸关尺的某一部出现不及脉，则提示虚衰就在此部对应的人体部位。比如，在尺部候得不及脉，就提示下焦虚衰。

第四节　浮中沉

把握脉的浮沉是经方脉证中的一个基础知识，无论是中医教材还是脉学相关的书籍，大都是从浮脉和沉脉谈起。另外很重要的一点，由于历代医家众说纷纭，领会浮脉和沉脉反而成了学习脉诊的难点之一，因此，我们在这里对浮沉进行详细的梳理和界定。

1. 古籍对"浮、沉"的界定

西晋·王叔和《脉经·脉形状指下秘诀》中有载：

浮脉，举之有余，按之不足。

沉脉，举之不足，按之有余。

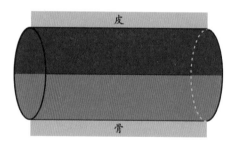
图 1　浮脉

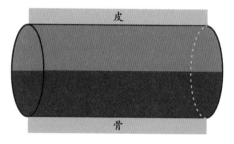
图 2　沉脉

2.《中医诊断学》教材中的浮脉、沉脉

浮脉：轻取即得，重按稍减而不空，举之泛泛而有余，如水上漂木。

沉脉：轻取不应，重按乃得，如石沉水底。

由上可见，《中医诊断学》教材中的浮脉表达的意思与《脉经》相同，但是两者表达的沉脉却有很大的不同。

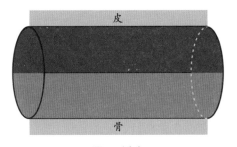

图 1　浮脉

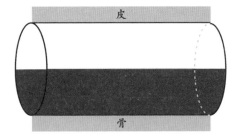

图 3

3. 浮沉反映的人体气血状态

通过脉诊可以客观地把握人体气血的变化，通过这些信息反映疾病的状态。

从浮沉的角度来看待脉候气血，浮脉反映的是人体的气血更多地聚集于人体的上部或体表这样一种状态，沉脉映射的是人体的气血更多地聚集与人体的下部或里的状态。

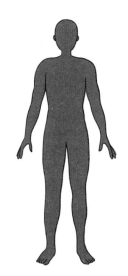

图 4　健康人

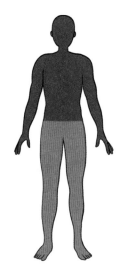

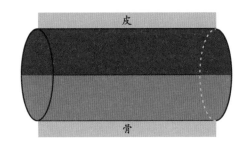

图 1　浮脉状态

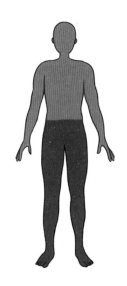

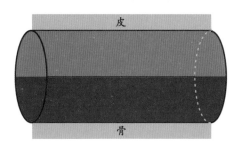

图 5　沉脉状态

4. 浮中沉的界定

基于古人的记录，结合把握经方脉证的实际需要，我们把脉位分成浮、中、沉三个位，就相当于从脉管深浅三层的角度候人体的气血。

浮位：候人体的体表或上焦的气血。

中位：候人体的半表半里或中焦的气血。

沉脉：候人体的内部（里）或下焦的气血。

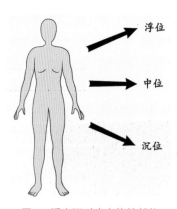

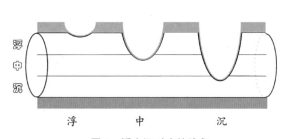

图 6　浮中沉对应人体的部位　　　　　图 7　浮中沉对应的脉象

对应的层次出现太过或不及，也就出现了相应的病脉，就可以反映在相应的部位出现了疾病。

浮脉：反映表证或上焦疾病。

中脉：反映半表半里或中焦疾病。

沉脉：反映里证或下焦疾病。

5. 浮、中、沉三位的具体把握

临床中，我们如何把握浮、中、沉三个脉位呢？

寸口脉具体有这样几个解剖层次，包括皮肤、皮下、脉管的上壁、脉管里的血液、脉管的下壁、下壁至桡骨膜。我们把脉就是通过触压寸口脉部位的皮肤，从而向深处探知脉管内血液的状态，也就是说，我们虽然是仅仅能够触压在皮肤上，但通过不同的触压力度，探知的重点却是脉管内的气血状态。

浮、中、沉三个脉位用健康人的脉为参照物，轻触寸口脉处皮肤以刚刚能够探知到脉动的深浅度为浮位，进一步向下重按至将至骨但仍有脉动的深度为沉位，两者深浅度之间即为中位。

鉴于浮、中、沉分别反映的是人体上、中、下焦的气血，健康人在上、中、下焦都会有多少不等的气血存在，因此，在浮、中、沉这三个脉位均可以触及脉动。健康人体的上、中、下焦气血分配并不平均，以中焦为最多，因此，如果从脉动的力量角度对比，我们可以探知在中位的脉动相对稍微有力一些，但区别很小，并无疾病诊断价值，所以在正常健康人的脉证图中，我们还是用留空表达。

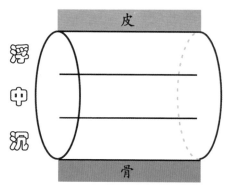

图 8　健康人脉标准参照

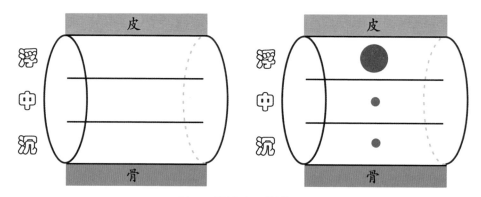

图 9　对照参考下的浮位 1

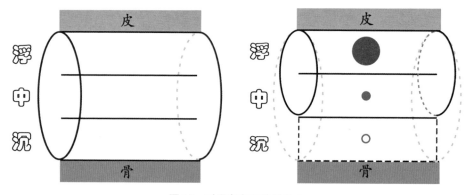

图 10　对照参考下的浮位 2

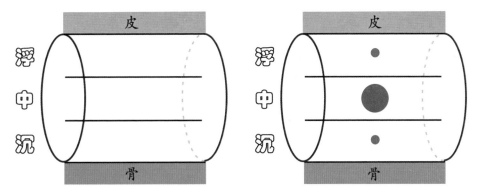

图 11 对照参考下的中位 1

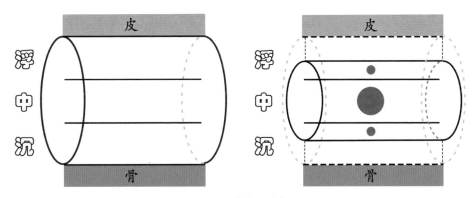

图 12 对照参考下的中位 2

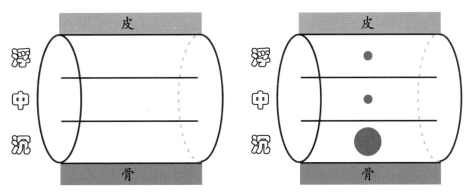

图 13 对照参考下的沉位 1

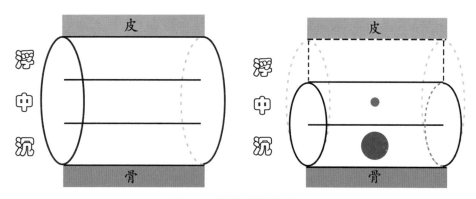

图 14　对照参考下的沉位 2

6. 浮中沉三脉的具体把握

浮脉：最强脉动在浮位者为浮脉。

中脉：最强脉动在中位者为中脉。

沉脉：最强脉动在沉位者为沉脉。

浮脉图三张。

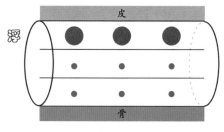

图 15

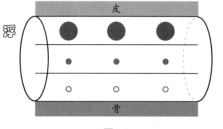

图 16

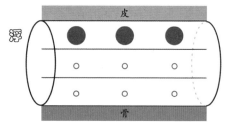

图 17

中脉图四张。

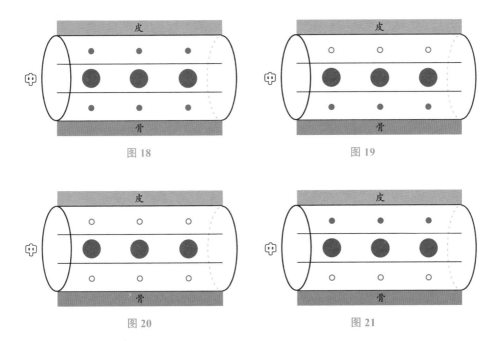

图 18　　　　　　　　　　　图 19

图 20　　　　　　　　　　　图 21

沉脉图三张。

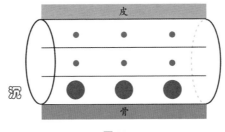

图 22

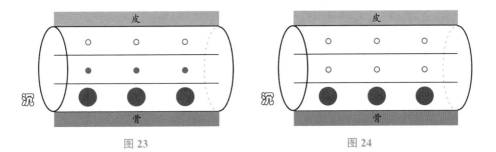

图 23　　　　　　　　　　　图 24

以上根据古籍的记录，结合临床实际和把握脉证的需要，我们对浮、中、沉进行了界定。这里需要强调，其中的沉脉与《中医诊断学》教材的沉脉有所不同。主要区别点在于，教材中浮位能够触及脉动者，只是沉脉的一部分，而非全部。

7. 寸关尺与浮中沉

从理论上说，寸关尺与浮中沉是从脉诊的两个不同角度反映人体的气血状态，其临床意义是一样的，同一个病机会在这两个角度对应地出现相同性质的反应。比如，疾病属于实证，并且病邪位于中焦，那么从寸关尺的角度，太过脉就反映在关部，从浮中沉的角度，太过脉就反映在中位。

那么，为何既要诊查三部又要诊查三位呢？这不是使得临床诊断过程更加复杂了吗？

其实，这样做有两个目的。

（1）使得诊查太过、不及更容易操作

临床诊脉，最容易把握的是其中表现最明显的脉动，表现为太过或不及，而在许多脉诊表现中，有的从浮中沉更容易把握，有的是从寸关尺的角度更容易把握。

基于这样的临床实际，我们一般从最容易把握的角度进行进一步细致的体会即可。这里提示，临床一般从寸关尺的角度把握更加清晰些。

（2）使得诊查太过、不及更加准确

鉴于我们要从寸口脉的方寸之间体会病机，且有的病机是相对复杂的，多个病机之间还有关联和影响，有的脉诊表现是反映病机，有的脉诊表现是反映症状，因此，从两个角度来诊查就会更加准确。

比如，临床在关部的浮位候得一个非常明显的太过脉，很容易被认定为浮脉，但关部候中焦而浮位候上焦，这时就需要进一步对关部的太过脉从浮中沉的角度仔细体会，往往其最强脉动在中位，中位对应中焦，这时就可以确定病位就在中焦。再比如，临床在寸部候得一个非常明显的太过脉，寸脉候上焦，进一步从浮中沉角度考量，最强脉动却是在中位，中位候中焦，这时就出现了三部与三位候得的结果并不相同的情况。这往往是上焦与中焦都出现问题，或者是中焦的疾病反映到了上焦。

<h2 style="text-align:center">第五节　经方脉证</h2>

1. 何谓经方脉证

经方脉证就是指适用于某一张经方治疗的病机所对应的脉诊表现。临床应用的每一张方都代表了一种特有的病机状态，这种病机状态反映到脉诊上，就是脉证。脉证并不仅限于经方，所有中医方剂都有对应的脉证。

仲景所言的"观其脉证，知犯何逆，随证治之"，其中的"脉证"中的"脉"指脉证，"证"指方证。仲景所述的脉证，指将脉证与方证相结合，从而明确具体方药的应用。本书将从方、病机、方证、脉证的角度讨论经方的应用，并且以脉证、病机与经方的关系为重点。

2. 为什么要学习脉证

我们一般学习脉诊大都是学习脉象，脉证与脉象是什么关系呢？为什么要学习脉证呢？

经方的脉证包含了一般理解的脉象。也可以这样说，脉证是更具体、更精确的脉诊全部信息，其中也包含了一般理解的脉象。脉象指向的是一个基本的、笼统的病机，而脉证指向的是更具体、更精确的适用于某一张方层面的病机。

从表面看，脉证除了包含脉象以外，更重要的是太过、不及与其所处的部位。从内涵上看，脉证除了脉象以外，还包含了对病机、病位、治法、方药、转归等诸多信息的认识和分析。

举例说明：

以麻黄汤证为例，一般诊断的程序是，根据其他症状表现考虑为表实证，再根据脉诊结果是浮紧脉，也指向表实证，两者结合确认为表实证的病机，根据病机酌情选用麻黄汤治疗。

即诊断的过程是走了两条线：一是从脉象到病机，二是从症状到病机。然后把两者结合起来，判断方药。

而包含脉证思想的诊断程序是，通过脉诊，既明确是表实证，又明确了是麻黄汤脉证，结合其他症状表现也符合麻黄汤方证，然后诊断为表实证（实寒证）、麻黄汤方证，选用麻黄汤治疗。

即经方脉证的诊断过程是走了一条线，是把脉证、病机、方证、方药一以贯之地结合起来。

临床疾病只要适合应用某一张方来治疗，则必有符合此方的病机，那么具有这样的特有病机，则必有相应的脉证，我们直接明确并把握脉证，就可以准确地开具最合适的方药，从而取得最满意的疗效。

一定有人会有这样的困惑，我们能不能不用脉诊，而直接通过其他症状表现就直接明确方证呢？当然这也是一条可行的路径。

在此需要明确，讲求脉证，并不是就完全不顾及其他症状表现，实际上，在仲景之前的经方流派，应用经方的方法就是以所治症状与方药之间的关系为依据的。

当我们反复翻阅经方流派的古籍时，就会发现，仲景以前的经方流派著作中，并没有脉诊的内容，即使是仲景以后的经方著作中，除了收录仲景书的脉学思想以外，也几乎没有其他脉学的内容。

历史上为什么会出现这样的局面呢？笔者认为，主要是有三个原因。

第一，脉诊来源于医经派。

脉诊的由来是从诊查经脉开始的，后来才逐渐发展到诊查脉动，从遍身诊到独取寸口。从古籍的记载来看，我们基本能够明确，仲景之前的经方派的医生是不采用脉诊这种方法的。

第二，仲景创新性地把脉诊与经方结合起来。

临床中，一些患者的症状纷繁复杂，一些患者的症状却很少；一些经方的适应证有特殊指征，还比较容易把握，但更多的一些经方适应证却非常广泛，几乎什么病都有应用的机会，什么症状都可能出现，所以仲景书中许多方用了许多"或然症"，就是提示我们这些方子能够治疗的症状很多。临床中，把这些能够罗列出的症状都作为这个方子应用的依据时，诸多症状一起出现的机会几乎没有，仅仅按照其中的一到几个症状应用却往往疗效一般。

与我们今天一样，1800年前的医圣张仲景也遇到了这样的困惑，如何解决呢？为此，仲景本着"思求经旨，演其所知"的原则，对经方学术的发展进行了大胆的创新，那就是将医经派的脉诊拿来与经方结合起来，并且根据经方的特点，直接把脉诊具体到诊查脉证。由此可见，一位中医伟人的贡献，不仅仅是对中医传承的好、临床应用的好，而且大大推动了中医发展的创新。

临床把握了脉证以后，无论面对的症状表现多么纷繁复杂，都可以做到"但见一证便是，不必悉具"。

第三，脉证学术在仲景以后未能很好地传承和发展

经方脉证的思想，给今天的我们至少有两个启示：第一个启示就是创新。仲景说的"思求经旨"指的是传承，"演其所知"就是要求中医后学必须根据实际发展和创新，绝不可无视时代对中医发展的迫切需求而"终始顺旧"。第二个启示，就是经方的脉证是经方发展的一个重要方向。应该说，仲景创新了，也践行了。

但非常遗憾的是，这毕竟是跨学派的大踏步创新，仲景之后，所来甚少。仲景以后的经方著作，仍旧恪守经方症状、方药的原始思路，并未走仲景的脉证路径，而从王叔和到朱丹溪、李东垣，虽然有所传承，但并未深入，再到明代的周慎斋、民国的王雨三在这个方向上虽颇有延伸，但仍旧属于初步探索。

既然是医圣张仲景指出的大方向，自然应当引起我们足够的重视，笔者在经过长时间的深入探索和反复的临床体会后，非常强烈地感受到，经方脉

证思想一定可以推动中医学术的发展，沿着中医前贤指出的方向，中医一定要做到与时俱进，不断满足当今时代对中医药健康服务的需求。

3. 经方脉证与病机

为了便于理解和把握，本书将从中医界共识的 12 个病机来叙述，具体为：

虚证类：气虚、阳虚、血虚、阴虚、津液虚。

实证类：实寒、实热、食积。

病理产物类：湿、水饮、气滞、血瘀。

4. 阴阳盛衰与病机

为了解决临床当中治疗总体方向与原则问题，笔者总结了仲景阴阳脉法可供参考。仲景的阴阳盛衰理论内涵非常丰富，阴阳盛衰理论也涵盖了所有的病机。以下为 12 个病机按照阴阳盛衰理论进行的归类。

阳盛包含：实热、食积。

阴虚包含：血虚、阴虚、津液虚。

阳虚包含：气虚、阳虚。

阴盛包含：实寒。

湿、水饮、气滞、血瘀，分别包含在阴阳盛衰中。

需要特别说明的是，以上分类仍不能完全涵盖阴阳盛衰的所有内涵，我们将在具体脉证中详细阐释。

我们只要掌握了一定数量的常用方、代表方的经方脉证，临床就可以一定程度上达到精准治疗的目标。但是，仲景阴阳脉法是经方脉证背后的规律，有利于我们在经方脉证的学习上举一反三、触类旁通，所以在此仍要做简单的介绍。

第六节　仲景阴阳脉法

在《伤寒论·伤寒例》中，仲景提示了一个病机与治法相关联的大法：

"夫阳盛阴虚，汗之则死，下之则愈。阳虚阴盛，汗之则愈，下之则死。"

仅从字面上看，这其中既有阴阳盛衰病机，也包含直接对应的升降治法，实际还隐含着经方脉证的规律。

由于仲景学说一贯讲求病、脉、证、治的一以贯之，因此，为了便于临床把握这个大法，我们专门发掘了仲景阴阳脉法。

仲景阴阳脉法看似仅仅是"脉证经方学说"之下的一种诊断方法，实际上既包含脉证，更是贯通中医理法方药的一座桥梁。鉴于相关内容已经在《仲景阴阳脉法》（中国中医药出版社出版）一书中进行了详细阐释，为了帮助大家更好地把握经方脉证，在此仅对其核心要点进行简要提示，大家可以从经方脉证入手，逐步参考体会。

仲景阴阳脉法基本口诀

阴阳盛衰：

"阴津血"为阴，"阳气"为阳

阴盛阳虚，阳盛阴虚

阴阳脉诊：

左脉诊"阴"盛衰，右脉诊"阳"盛衰

气血津液实证，独分"左右阴阳"

升降治法：

辛温汗法（甘温辛补）为升，苦寒下法（甘寒苦补）为降

实则"左升右降"，虚则"右升左降"

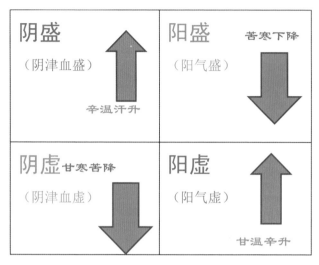

仲景阴阳脉法图示

仲景阴阳脉法应用口诀

脉候太过与不及，两者并称为独异；

总体太过查太过，总体不及探不及。

阴津血盛左太过，治用升法汗与吐；

右手阳气盛太过，苦寒降法下之愈。

阴津血虚左不及，甘寒降法治补益；

阳气不足右不及，甘温升法治阳虚。

左手候得太过脉，统属阴盛用升法；

太过突出见右手，均为阳盛降无疑。

气血虚衰存邪气，不及中寻最有力；

左用降法右用升，祛邪扶正并相宜。

左见寸部右见尺，总体正常独不及；

左升右降为定法，鼓舞津血敛阳气。

第七节 中医病机与脉象

前文已述，经方脉证有丰富的内涵，其中包括对病机、病位、治法、方药的明确指向性诊断，也包含了对疾病发展和预后的判断。经方脉证以诊查左右手、寸关尺、浮中沉的太过、不及为主要方法，但也包括我们一般理解的脉象。

仅仅通过诊查太过不及，就可以明确病位、治法，并且对病机和方药有明确的指向性，将脉象和太过不及的诊查相结合，对病机和方药的诊断就更加全面和具体。

实热证：脉象表现为数脉、滑脉、实脉、洪脉等，以右手脉来更有力为特征。

实寒证：脉象表现为紧脉、弦脉等，以左手脉更有力者治用辛温升法，以右手脉更有力者治用苦寒降法。

阳虚证：脉象表现为迟脉、弱脉、虚脉等，以右手脉更无力为特征。

气虚证：脉象表现为虚脉，以右手脉更无力为特征。

阴虚证：脉象表现为细脉、微脉等，以左手脉更无力或脉管细为特征，容易在左手寸部出现属于不及的浮脉或溢脉。

血虚证：脉象表现为细脉、微脉等，以左手脉更无力或脉管细为特征。

津液虚证：脉象表现为芤脉、细脉等，以左手脉更无力或脉管细为特征。

气滞证：一种为脉象表现为弦脉、紧脉等，以左手脉来应指有力而弹手为特征。另一种为脉象表现为涩脉，以右手脉来无力而不畅为特征。

湿证：脉象表现为濡脉，以脉管边界不清为特征，表现在左手且有力者治用辛温升法，表现在右手且无力者治用甘温升法。

　　水饮证：脉象表现为弦脉、紧脉，以脉管拘急而浮中沉脉力平均为特征。表现在左手者治用辛温升法，表现在右手者治用苦寒降法。

　　血瘀证：脉象表现为涩脉，以脉来无力而脉管有沙粒感为特征。表现在右手而有力者治用苦寒降法，攻下瘀血；表现在左手而无力者，则滋补阴血兼通行气血。

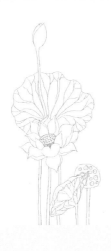

第二部分　经方脉证图解

第一章　单手"太过不及"

1. 麻黄汤（汗法、太阳病主方）

脉证图：

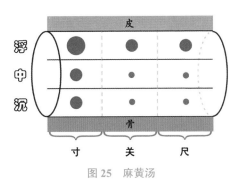

图 25　麻黄汤

方药组成：

麻黄三两（去节），桂枝二两（去皮），甘草一两（炙），杏仁七十个（去皮尖）。

上四味，以水九升，先煮麻黄，减二升，去上沫，内诸药，煮取二升半，去滓，温服八合。覆取微似汗，不须啜粥，余如桂枝法将息。

病机：实寒证（上焦、表实证）。

阴阳盛衰：阴盛。

方解：此方由两部分药物构成。

麻黄苦温，但气多味少而质轻，具有强烈的升散之力，配伍辛温的桂枝，共同升发气血由下达上、由里至表以散在表之邪。杏仁甘温，同样具有升散之力，但升中有降，配合甘平的甘草，共同缓和麻黄和桂枝的升散之力，以避免祛邪的同时过多地伤及津液。甘味的甘草和杏仁，同时具有补益的作用，一定程度上缓解由于峻烈的升散之力导致的津液和气的耗伤。

方证：发热、恶寒、头痛、身痛及无汗等。

方证解读：

邪气由表向内侵袭，人体从里（中焦、下焦）鼓舞气血达表抗邪，正邪交争所以出现发热症状。由于正邪交争于表，所以出现头痛、身痛等在表的症状。人体内部气血被调动至表抗邪，所以在里之气血相较平素减少，人体就出现自救的恶寒反应。无汗症状是正邪交争于表，并处于胶着状态，正气仍难以依靠自身力量将邪气升散出去的表现。

脉证特征：左寸太过（浮紧）。

脉证解读：

麻黄汤是六经辨证太阳病的代表方，也是中医治法中汗法的代表方，麻黄汤的脉证，真实地反映了麻黄汤证的病机状态，以左手寸部的浮位最有力为特征。

气血达表抗邪，所以对应于人体体表（上焦）脉的浮位最为有力，同样对应于人体体表的寸部也最为有力，而其中最有力者即为寸部的浮位。

麻黄汤证的患者，平素气血相对是充实的，所以在寸关尺的浮位均为太过脉，仲景书中称之为“脉阴阳俱紧”，就是这个意思。

麻黄汤证的左寸太过脉有一定的特点，即从脉象上表现为浮紧。浮脉代表最有力的脉动在浮位，麻黄汤证的紧脉，在临床中以感受指下左手寸部的脉管壁较厚的拘急为其特征。

临床中，麻黄汤证的左手太过脉可以表现为溢脉，即向上超出腕横纹，仍旧可以候得有力的脉动，溢脉仍旧归入寸部来认识。

麻黄汤证的病机为气血充斥于体表与邪相争，由于双手寸关尺均候人体的上中下焦，临床脉诊一般双侧寸脉均可出现浮紧脉，但双侧对比一定是左侧较右侧更有力而显著，这提示人体正气欲通过升散的方向将邪气祛除。

脉证鉴别：

临床中，麻黄汤的脉证应与桂枝汤进行鉴别，详见桂枝汤条。

临床应用此方当与其他麻黄类方进行鉴别。

麻黄连轺赤小豆汤的脉证，同样是左寸部出现太过脉，但右侧的寸部同样有太过脉，并且右寸部的太过脉表现为数急有力而非拘急，进一步重按右寸太过脉应指仍旧有力。

与麻黄杏仁甘草石膏汤相比较，麻黄汤脉证是左寸浮紧，而后者是左寸浮缓，也就是应指并不拘急，且麻黄杏仁甘草石膏汤脉证的右手脉也更为有力，兼以症状表现的区别，很容易鉴别。

与大青龙汤相比较，有两个方向的鉴别点。麻黄汤与大青龙汤均可表现为发热、恶寒、身痛、无汗、脉浮紧等，单纯从症状表现方面并不好区分。但从脉证的角度，两方的区别相对就容易鉴别。麻黄汤脉证的太过脉表现为左寸浮紧，这是最典型的特征。但除了左寸部以外，左侧的关部甚至尺部也会有一定程度的浮紧，只是从程度上寸部最为突出。而大青龙汤证的脉证表现就是左侧的关、尺部的浮紧比麻黄汤证就更明显些，更偏于"阴阳俱紧"。从脉象表现上，大青龙汤的浮紧脉更加的数急躁动。另外一个方向，大青龙汤的脉证表现仍可以出现"浮缓"，具体可以表述为"浮而濡"，也就是浮而边界不清，这时兼以身重、身肿等表现，就可以与麻黄汤鉴别用大青龙汤来治疗溢饮。除此之外，相比较而言，大青龙汤脉证的右手脉更为有力。

此外，大青龙汤能够治疗溢饮，与麻黄加术汤治疗水饮的鉴别点在于浮紧的程度，浮位的脉象更拘急者用麻黄加术汤，而以脉管边界不清为特征者用大青龙汤。

从治疗咳喘的角度，可以通过脉证与小青龙汤、射干麻黄汤进行鉴别。同样是咳喘，与小青龙汤相比较，麻黄汤的脉证左寸脉浮而更拘急，且小青龙汤脉证在左侧关部仍旧兼有水饮脉。

麻黄汤与麻黄类方从脉证角度的鉴别，从是否浮紧、浮紧的程度及范围、脉动的力量、是否有兼夹太过脉等角度进行鉴别。

2.小柴胡汤（气滞、少阳病主方）

脉证图：

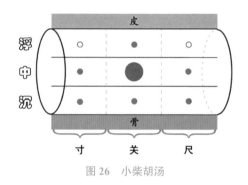

小柴胡汤（左手）

图 26　小柴胡汤

方药组成：

柴胡半斤，黄芩三两，人参三两，半夏半升（洗），甘草（炙）、生姜（切）各三两，大枣十二枚（擘）

上七味，以水一斗二升，煮取六升，去滓，再煎取三升，温服一升，日三服。

病机：气滞证（中焦）。

阴阳盛衰：阴盛。

方解：小柴胡汤的君药为柴胡，柴胡苦平，其质地疏松，气多味少，富含由内向上向外升发疏解的能量，因此，单从柴胡一味药而论，属于升法。此方重用柴胡，即应用柴胡推陈致新，向上向外升散邪气的作用，用于治疗阴盛的病机。方中配伍苦味的黄芩，以清气机郁滞所生之热；黄芩与辛味的半夏、生姜配伍，以辛开苦降而解结，兼用甘味的大枣、甘草、人参，以避免邪去正虚，且能够避免未尽之邪气乘虚入里。全方具有向上、向外升散透邪行气之效。

方证：口苦、咽干、目眩及胸胁苦满等。

方证解读：

正邪交争于中焦，所以表现为胸胁苦满；邪气郁而生热，留于中焦，正气欲通过向上、向外升散的方向祛除邪气，所以出现了热邪上扬的口苦、咽干等症状表现。

在仲景书中，小柴胡汤证的病机表述为"邪气因入，与正气相搏，结于胁下"，与病机联系最密切的症状为胁下痞硬，由于邪气结于胁下，正邪交争可能会出现一系列中焦气滞的症状。临床中，由于患者胁下痞硬的程度不同，所以胁下痞硬这个症状不一定会出现在患者的主诉中。河北中医学院刘保和教授总结出来的小柴胡汤主症为："敲击右胁部，病人感觉右肋弓下疼痛，同时右肋弓下也有压痛者。"有很高的参考价值。

临床应用小柴胡汤的关键是抓住其病机，小柴胡汤证由于正邪交争的部位是中焦，中焦是人体上下升降的通道，因此会出现许多纷繁复杂的症状，仲景书中就以许多或然症来表达了这个认识。因此，把握小柴胡汤证的脉证非常重要，是广泛而准确地应用此方的关键。具体临床中，如果能够重点根据小柴胡汤的脉证辨证，其他症状就可以"但见一证便是，不必悉具"。

脉证特征：左关脉中位太过（弦）

脉证解读：

小柴胡汤是祛邪之方，因此脉证的总体为太过脉；邪结中焦，故太过脉表现在关部、中位；小柴胡汤证的太过脉表现在左手，正是其阴盛病机的具体体现，提示正气欲通过升散的方向祛邪。

临证时把握此方脉证，以左手的关部脉最有力而突出，具体以中位最为有力为特征。并且往往左手的寸、尺部反而无力，就好像左手寸、尺部的力量都汇聚到了关部一样，这是此方典型的脉证特点。并且，左侧关部的太过脉往往范围比较局限，也就是说关部比较短，类似于一颗应指有力的"绿豆"一样。

从脉象表现上，小柴胡汤证的脉象被后世表述为"弦"，小柴胡汤证的病机为气滞，其"弦"的脉象，具体为将手指按压到最有力的左手关部的中位，以应指向上弹手明显为特征。

小柴胡汤证的脉证图真实地反映了此方证的病机状态，正气并非充盈，但是在中焦还有一个实邪，人体汇集上焦和下焦的气血到中焦与邪气抗争，所以表现为左手关部中位的脉最为有力，而其他部位的脉较正常健康脉反而无力的特点。虽然如此，但小柴胡汤证仍旧属于实证，其正邪交争的部位出现的是脉动力量超过正常健康脉力量的太过脉。

临床中，小柴胡汤证颇为多见，但是小柴胡汤证可以出现许多纷繁复杂且难以鉴别的症状，因此，在理解其病机的基础上，把握其脉证就显得尤为重要。

脉证鉴别：

本方脉证应当与临床中非常常见的大柴胡汤证进行鉴别，详见后文。

本方与柴胡加龙骨牡蛎汤的脉证鉴别点是，除了具有小柴胡汤的左手脉特征以外，后者会在右手关部、寸部出现一个应指有力的太过脉。

本方与四逆散的脉证鉴别点是，后者表现为左关细弦，即左手脉较小柴胡汤脉证更细些。

本方与柴胡桂枝干姜汤的脉证鉴别点是，除了具有小柴胡汤的左手脉特征以外，后者伴有右手的尺部表现为显著无力的不及脉。

3. 麻黄细辛附子汤

脉证图：

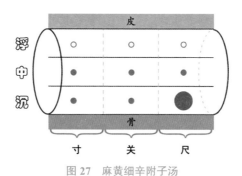

图 27　麻黄细辛附子汤

方药组成：

麻黄二两（去节），细辛二两，附子一枚（炮，去皮，破八片）。

上三味，以水一斗，先煮麻黄，减二升，去上沫，内诸药，煮取三升，去滓，温服一升，日三服。

病机：实寒证（下焦）。

阴阳盛衰：阴盛。

方解：

麻黄味苦，但质轻而发散，细辛辛温发散，附子味辛性温，但经炮制的炮附子减其辛味而增其温性，三药合用，总体属于辛温发散之方。

但此方与麻黄汤的辛温发散有所不同，主要在于方中应用炮附子一药，附子经炮制后，辛味会减少，即动气耗气的能量会减少而温补之力增加，合用发散的麻黄与细辛后，使得本方在具体作用上温补的力量大于一般的辛温发散剂，因此，此方兼具了辛温升法与甘温升法的作用，此外，附子质地重，可以将其他药物的力量带到人体下焦。方中的麻黄与细辛，质地轻而细，具有从人体下焦向上透发的力量，加上温补下焦的炮附子，所以适用于实寒之邪位于下焦之证。

方证：恶寒、疲倦等。

方证解读：

仲景书中对此方的方证表述很少，临床仅仅根据古人表述的症状应用此方，则应用的机会不多。

此方证的病机中，有气血不足的虚证表现，恶寒、疲倦等，均为此类症状，而从临床及方药组成看，此方属于扶正而攻邪之方。

"邪之所凑，其气必虚"，下焦虚则邪气（多为寒邪或水饮之邪）容易直达而停于下焦，本方既能温补下焦，也能透发下焦的阴邪。从临床表现看，此方虽然治症很广，比如腰痛、下肢冷凉等，但具体方证中却并无特征性症状，临床把下焦虚或有实邪停滞的病机作为从方证角度应用此方的依据。因此，具体应用此方根据脉证则凸显重要性。

此外，虚寒证应当温补，实寒证应当温散，鉴于此方兼具温散与温补之能，故此方病机中兼具实寒证与虚寒证，但从诊断和论治的角度，仍旧以实寒证为主要特征。

脉证特征：左手尺部的沉位太过脉，余脉均沉而无力。

脉证解读：

实寒位于下焦，人体汇集上焦和中焦的气血达里抗邪，所以在对应的尺部沉位出现太过脉，即应指有力，且其脉动的力量是超过正常健康脉的；由于此方证的人体气血本来就相对正常健康人的气血要少，兼以很多气血被调动到下焦抗邪，所以对应于上、中焦的寸部和关部的脉动力量就较正常健康人要弱。但是，此方脉证仍旧以左手尺部的沉位出现太过脉为应用的主要依据。

正邪交争于下焦，之所以太过脉表现在左手尺部而非右手尺部，是因为人体正气欲通过升散的方向将邪气祛除，升散也是此方协助正气祛邪的治疗方向。

临床把握此方脉证以诸脉沉，同时左侧的尺部沉位能够探及一个显著大于其他部位且超过正常健康脉力量的脉动为特征，具体表现为沉紧或沉弦。

这里需要强调，仲景书中明确记录，此方证的脉象表现为"沉"，兼以此方证的症状表现为疲乏、困倦等，很容易先入为主地认为此方所治的病机为虚证。实际上，最强脉动在沉位者为沉脉，并且此方脉证是沉而有力，自然就是实证。

在仲景书中，此方被归于少阴病篇下，且提示少阴病的脉象表现为"脉微细"，这也给我们认识此方脉证带来了一些影响。实际上，仲景书中提示的脉象或脉证，有较大比例属于一种总体感觉，此方脉证的总体感觉确实是微细，因为诸脉均无力，而进一步探查左手尺部的沉位，就可以明确地候得有力的太过脉。从这一点也提示我们，读中医经典要重在领会，而不能"死于句下"、先入为主、生搬硬套。

脉证鉴别：

此方临床应用应当与四逆汤、麻黄附子甘草汤进行鉴别。四逆汤脉证为诸脉沉而无力，以右手尺部最为无力为特征；麻黄附子甘草汤无论从病机上，还是从方证、脉证上都与此方非常接近，具体两方的区别点，应从右侧的尺部沉位的脉动力量进行体会，麻黄附子甘草汤相对更为无力。也就是说，麻黄细辛附子汤与麻黄附子甘草的区别点就在于，虽然都是在麻黄与炮附子配伍，更虚者加甘草，下焦邪气明显者，加透发的细辛，脉证上也客观地反映了两方证病机的不同。

在临床中，仅从脉证而论，此方当与大承气汤的脉证进行鉴别，详见大承气汤条。

4. 瓜蒂散（痰饮、吐法）

脉证图：

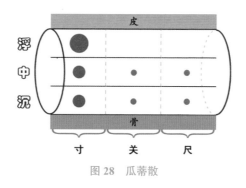

图 28　瓜蒂散

方药组成：

瓜蒂一分（熬黄），赤小豆一分。

上二味，各别捣筛，为散已，合治之，取一钱匕，以香豉一合，用热汤七合，煮作稀糜，去滓，取汁和散，温顿服之。不吐者，少少加，得快吐乃止。诸亡血虚家，不可与瓜蒂散。

病机：食积证、水饮证等（上焦）

阴阳盛衰：阴盛

方解：

仲景书中表述此方病机为"邪结在胸中""病在胸中"，并且是用攻邪的方法治疗，提示此方病机为上焦实证，具体为上焦的实寒证、食积证、水饮证等，均可用此方攻之。

针对此方证的病机，此方的立方与治法相对特殊。方中瓜蒂苦寒，有降下之力，为下水之品，兼以下水之赤小豆，二药合用实为下法，但方中质地轻且气多味少之香豉却为重用，目的是将其余两药的力量以香豉之轻带到上焦，三药共用以达催吐之功。此方的药物配比剂量是正确应用的一个重点。

一物瓜蒂汤仅用苦寒的瓜蒂一味药物，仍旧可以达到吐泻之效，原因在于这是针对正邪交争的反应的一种治法。邪在上焦，人体正气欲祛除之，此时仅用极为味苦而具有降下之力的瓜蒂，既能够苦寒降下邪气，也能够激发人体正气的向上升散之力，从而达到通过呕吐驱邪的目的。此方的立意与一味瓜蒂汤有所相似，同样是应用药量虽轻但却极苦的药物，激发人体向上升散祛邪的正气，从而达到通过吐法而祛除病邪的目的。

因此，此方虽然是应用苦寒药物，其达到的效果却是治疗阴盛的升法。

方证：心烦、腹胀、恶心、胸满等。

方证解读：

邪气留滞上焦，所以会出现心烦、胸满等症；部分邪气已经由上焦延及中焦，可以出现腹胀症状；正气欲通过升散的方向将邪气祛除，所以会出现恶心的症状。

临床中，本方从方证角度以把握食积或上焦实证的病机表现为主要依据，兼有的特点是上逆之势，具体表现并无特殊，仅据方证，也难以确定治疗的方向和方药，因此，准确把握此方的应用，临床中以结合脉证是主要的方法。

脉证特征：左手寸部的浮位、中位均出现有力的太过脉（滑、数、紧）。

脉证解读：

左手寸部的太过脉是正邪交争气机上冲的脉诊表现，也提示邪气留滞在上焦；左寸中位的太过脉是食积停于中焦或上焦邪气延及中焦的脉诊表现。邪气留滞上焦，而太过脉之所以表现在左手而非右手，是因为人体正气欲通过升散向上的方向祛邪外出，完全符合仲景阴阳脉法总结的大规律。

滑、数、紧的脉象是具体病邪性质的反映。停于上焦的邪气如为痰热、食积，则表现为脉滑数；邪气为水饮，则表现为脉象紧。由此可以看到，无论通过脉象的角度判断出病邪的具体性质为何，而最终确定治疗方向的却是太过脉位于左右手寸关尺的具体位置。此方证中，无论具体是什么病邪性质，均为应用向上升散的吐法。而即使是同样的脉象，如果是表现在右手，那么，即使病邪的性质是相同的，治疗的方法却是攻下邪气。因此，临床脉诊中如果仅仅关注脉象，既难以鉴别和体会，也对快速判断治疗方向和方药的意义不大。

脉证鉴别：

此方脉证需要与桂枝汤、葛根汤、麻黄汤的脉证进行鉴别。

因为本方证从临床上往往并无特殊典型症状表现，据脉是一个重要方向，而此方脉证与以上诸方都表现为寸部的浮位出现太过脉，重要的区别点是在探及浮位的太过脉后，继续寻至中位，此方脉证中仍旧可以触及一个非常有力的脉动，而以上三方均以浮位为最强脉动，由浮位到中位、沉位一定会依次显著减弱。此外，临床中结合方证，有利于与此方的应用进行鉴别。

此方脉证当与吴茱萸汤脉证进行鉴别，两者相比，后者的左手关部脉动更为有力。

第二节 阳盛（降法、实热）

1. 栀子豉汤

脉证图：

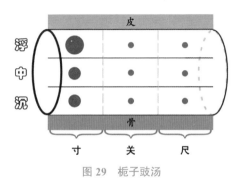

栀子豉汤 (右手)

图 29　栀子豉汤

方药组成：

栀子十四个（擘），香豉四合（绵裹）。

上二味，以水四升，先煮栀子，得二升半，内豉，煮取一升半，去滓，分为二服，温进一服，得吐者，止后服。

病机：实热证（上焦）

阴阳盛衰：阳盛

方解：

此方证的病机为上焦实热证，方中栀子与香豉均为苦寒而质轻，苦寒能够降下热邪，质轻可以将药物力量作用于人体的上焦，故此方擅长清降上焦的实热。

由于两药苦寒，且擅长清上焦之热邪，部分人群对此方的反应比较敏感，容易激发呕吐反应，遇到这种情况，就不再适合继续服用，所以仲景记录为"得吐者，止后服"。后世有些医家据此认为此方属于催吐之方，实际上此方实为清降上焦实热之方。

方证：虚烦不得眠、心中懊恼、胸中窒、心中结痛等。

方证解读：

仲景书中对此方方证表述较多，可见适用于此方的病证，是临床中常见的。

虚烦不得眠、心中懊恼、胸中窒、心中结痛，均为实热停滞于上焦的症状表现，另外如但头汗出、手足温等，同样为此病机的外在表现。除此之外，临床当中此方证还会出现许多纷繁复杂的症状，但均为此方病机的外延而已。

临床中，如果仅仅依据古人所表述的症状应用此方，一方面不见得准确，另一个方面，如果病人出现古人并未表述的症状，但是其病机和治法均适用于此方者，就往往被我们忽略。而既能反映其病机，也能反映其治法的，就是脉证。

脉证特征：右手寸部太过脉。

脉证解读：

病机为实热，所以表现为脉动有力的太过脉；太过脉出现在寸部，是正邪交争于人体上焦的脉诊表现；针对位于上焦之邪，人体正气欲通过清降的方式将邪气祛除，所以表现为太过脉位于右手的寸部。

临床中，右手寸部的太过脉，一般可以在正常寸部的位置探及，但是，也有一些脉证，表现为太过脉的位置高于寸部，即表现为溢脉，这种情况仍旧归入寸部考量，栀子豉汤的脉证也经常会出现这种情况。

临床把握此方脉证，以右手寸部的脉动最为显著而容易触及，并且是脉动的力量超过正常健康脉的太过脉为特征。

栀子豉汤证从脉象上，可表现为滑、数等，均为脉动有力的太过脉。

脉证鉴别：

临床应用栀子豉汤当与栀子甘草豉汤、栀子生姜豉汤进行鉴别，三方脉证均具有栀子豉汤证的脉证特点，实际鉴别时以结合症状表现最为容易把握。

枳实栀子豉汤的脉证，除了具有栀子豉汤的脉证外，另有右手关部亦为太过脉，作为鉴别。

此方脉证当与同样表现为右手寸部太过脉的越婢汤类方进行鉴别，详见越婢加半夏汤条。

四逆汤的脉证，在临床中也容易出现与此方脉证容易混淆，详见四逆汤条。

2. 白虎汤（清法）

脉证图：

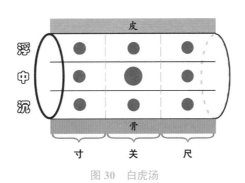

图 30　白虎汤

方药组成：

知母六两，石膏一斤（碎），甘草二两（炙），粳米六合。

上四味，以水一斗，煮米熟汤成，去滓，温服一升，日三服。

病机：实热证（中焦）。

阴阳盛衰：阳盛。

方解：

方中重用石膏为君药，《神农本草经》记载，石膏辛而微寒，因于石膏味辛，故有医家认为此药具有发汗之效，进而认为白虎汤是一张发汗之方，这实为错误的认识。

石膏为矿物，质地很重，此方重用石膏一斤，是应用石膏的重镇降气的力量，故实为下法，配以足量苦寒的知母，共奏降下热邪之效，针对属于阳盛的实热证。

另外，方中配以甘平的甘草、粳米，以图顾护胃气并缓和药性，并把下热之力"挽留"作用于中焦，以避免质重兼苦寒的石膏、知母直接作用于下焦，导致不但中焦的热邪未能清除，反而出现腹泻的不良后果。

临床中，合理应用白虎汤后，患者确实可以表现为症状得除而汗出，这是邪气得除之后，气血恢复正常循行的表现。

方证：热、烦、多汗等。

方证解读：

仲景书中对此方证的病机表述为"里有热"，具体就是中焦实热证。

实热停于中焦，正邪交争，患者可以出现发热的症状；热邪上扰，可以出现心烦；热邪蒸腾向上，可以令人体出现多汗的症状。临床中，热邪停于中焦，患者还可能会出现消谷善饥、面红等症状，不一而足。不过，这些症状也可以表现在许多其他方证中，难以作为准确应用此方的客观依据，具体应用以脉证合参为方法。

脉证特征：右手太过脉（滑数），以右手关部中位最为有力。

脉证解读：

实热停于中焦，所以在对应的关部的中位出现太过脉，表现为脉动有力，后世医家对其脉象表述为滑数；正邪交争于中焦，而人体正气欲通过降下的方向，将邪气祛除，所以太过脉表现在右手。

白虎汤证中，人体的正气充足，同时邪气也盛，正邪交争剧烈，所以相较于正常健康人，右手的寸关尺均表现为太过脉，但仍以右手关部的中位最为有力为此方脉证的重要特征。如果是同样的脉诊表现，却仅仅表现在左手，就不是此方脉证。

需要说明的是，白虎汤的脉证往往在左右手都会出现应指有力的情况，但以右手脉更为有力为必有条件。

在此需要强调，由于此方脉证应指非常明显，特别是在浮位即可触及有力的脉动，并且仲景书中也表述会出现"脉浮"，这导致我们会认为白虎汤证的脉象就是浮脉，如果据此，则一定会在临床中误用此方。仲景书中对此方脉证"脉浮"的表述，仅为提示此方脉证即使是在浮位也非常容易触及，但实际上进一步向深处触压，就会发现中位更加有力，只有如此才是白虎汤脉证。

通过认识此方脉证，我们也能够发现，虽然医圣张仲景给我们明确指出了脉证这个方向，但是由于在仲景时代，在脉象的表述上还没有形成统一的规范，我们如果以后世界定的脉象来认识仲景书中的脉诊信息，往往容易出现对临床的误导，这也是本书虽然重在解读脉证，但仍旧对重要脉象进行了界定的主要原因。

我们在学习脉学和中医经典时，一定要从历史的角度出发，不能先入为主、生搬硬套。中医经典凝聚着古代得道先人的高超智慧，我们应当领会、应用、借鉴、融会贯通甚至发展，但是，没有根基地、天马行空地想象和发挥，是错误的。凡是与中医经典完全吻合的就都是正确的，凡是与中医经典稍有出入者就都是错误的，这种治学的方法，同样也是错误的。我们应当"思求经旨，演其所知"，一切从实际出发，实事求是，将中医经典传承好、应用好、发展好。

这里举一个例子，在中医逐步形成完善的战国时代，对于中医有一些不同的认识、不同的观点、不同的理论，甚至是不同的视角，这是再正常不过的事情。因为在这些中医前贤们所处的时代，他们实际上处于不同的诸侯国，他们之间甚至文字、度量衡都是不一样的，互相之间的交通与交流也远远没有我们今天这样便利，他们各有所长，有一些观点不一样，有一些概念有所不同，是可以理解的。受这些历史因素的影响，即使是到了汉代，出现一些中医观点不一样、概念不统一的现象，也是非常正常的。如果我们刻意按照今天基本统一的一些观念，来认识古人当时并未统一规范的记录，这会使得我们中医的学习非常困难，具体到仲景脉法上，更是如此。

脉证鉴别：

白虎加人参汤为此方加人参而成，由于热邪留滞可以伤津，故加人参以生津养液。从方证角度，如果在白虎汤证的基础上，兼有口渴等津液耗损比较明显的症状，就可以选白虎加人参汤。从脉证的角度，白虎加人参汤的左手脉会更细些，临证可以鉴别应用。

均为治疗实热证，临床白虎汤应与小承气汤、大承气汤等进行鉴别。从太过脉的部位进行鉴别，白虎汤证的浮位、中位更为应指有力，而小承气汤、大承气汤脉证的最强脉动更偏于沉位，并且小承气汤、大承气汤脉证的太过脉更偏于尺部。

此方与大黄黄连泻心汤脉证的鉴别点，注意右手脉应指有力的范围，相对来说，白虎汤证右手脉三部均应指有力，而大黄黄连泻心汤更多局限于关部。

3. 大承气汤（下法、阳明病主方）

脉证图：

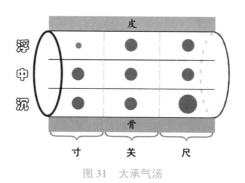

图 31　大承气汤

方药组成：

大黄四两（酒洗），厚朴半斤（炙，去皮），枳实五枚（炙），芒硝三合。

上四味，以水一斗，先煮二物，取五升，去滓，内大黄，更煮取二升，去滓，内芒硝，更上微火一两沸。分温再服，得下，余勿服。

病机：实热证（下焦）

阴阳盛衰：阳盛

方解：此方由苦寒的大黄、枳实、芒硝及苦温的厚朴组成，厚朴降中有升，以降为主，全方属于典型的苦寒降下法，可用于治疗阳盛的实热证。由于此方苦寒，攻下的力量很强，所以可作用于人体的中焦、下焦。

方证：痞、满、燥、实。

方证解读：

"痞"即腹部满闷疼痛，"满"即腹部胀满，"燥"即肠中有燥屎，"实"包括实热证表现及大便秘结等。实热之邪或有形的积滞停于中焦、下焦，可以出现痞、满、实的症状，热邪上扰，可以导致烦躁的症状。

脉证特征：右侧关、尺部沉位太过脉（沉紧、沉数、沉滑）。

脉证解读：

在仲景书中，反复阐释大承气汤的应用，可见此方在临床中多有应用的机会。

病机为在里的实热证，所以在对应的关、尺部的中、沉位出现太过脉；数、滑、紧等脉象是实热证脉象表现；正邪交争，人体欲通过降泻的方向祛除热邪，所以脉动有力的太过脉表现在右手。

临床中，大承气汤脉证中最有力的太过脉可以表现在右手关、尺部中、沉位四个部位的任何一处。此脉证图中将最有力的太过脉标识在右手尺部的沉位，是提示大家在临床中应用大承气汤时，除了把握太过脉可能出现的四个部位以外，要特别关注右手尺部的沉位一定是超过正常健康脉力量的太过脉，这一点非常重要。

大承气汤治疗的病机是实热证，但在仲景书中对大承气汤的脉诊表现中另有"迟、微、虚"的表述，实热证怎么会出现虚脉、迟脉、微脉呢？

实际上，结合临床体验，我们就能够发现，医圣的记录是客观的，只是后世医家犯了以后世观点来认识前人记录的错误。临床中，大承气汤的脉证会出现大家认知的"伏脉"，即在左右手用常规的力量触压基本触及不到脉动，所以重点从脉诊的感觉上，仲景称为"迟、微、虚"，而进一步触压到附骨的深度，才能够感受到脉搏跳动，且有一定的力量，这提示病邪位于很深的位置，这同样是大承气汤证。临床中，这样的情况非常容易被误诊，在此特别提示。

这里再次提示，如果我们临床中机械地按照仲景书的记录，按照当今界定的"微脉""虚脉"来应用大承气汤时，一定会出现不良后果。另外，如果以记录的"迟脉"从而认为大承气汤证的病机为"寒证"，同样会在临床犯严重的错误。我们在读中医经典时，经常会出现类似这些认识上的矛盾，由于认为很多表述没有道理，导致许多人将中医经典束之高阁，所以当年的王叔和都说"遗文远旨，代寡能用"，可见，从历史的观点传承中医经典非常重要。

脉证鉴别：

大黄黄连泻心汤脉证同样是右手出现太过脉，与大承气汤脉证的鉴别点，在于大承气汤脉证的右手尺部沉位更为有力，再结合方证表现则更容易区别开来。

同样，此方脉证与小承气汤脉证的鉴别，也是大承气汤的右手尺部沉位更为有力。

临床中，探查大承气汤的脉证时，即使是结合方证，也很容易被误诊为虚证，所以应当与同样容易被误诊的方药脉证进行鉴别。比如，麻黄细辛附子汤脉证，同样是初步感觉诸脉均无力，而进一步探查却是左手尺部的沉位是有力的太过脉，而大承气汤脉证的太过脉却是表现在右手。

4. 抵当汤（血瘀、消法）

脉证图：

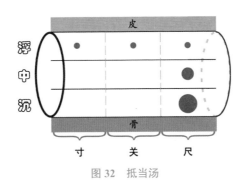

图 32 抵当汤

方药组成：

水蛭（熬）、虻虫各三十个（去翅足，熬），桃仁二十个（去皮尖），大黄三两（酒洗）。

上四味，以水五升，煮取三升，去滓，温服一升。不下，更服。

病机：血瘀证（下焦）

阴阳盛衰：阳盛

方解：

方中四药均有活血化瘀的作用，其中水蛭味咸、大黄、桃仁、虻虫味苦，均为下法，四药合用共奏攻下逐瘀之效。全方属于苦寒下法，用于阳盛的血瘀证。此外，方中大黄苦寒峻烈、桃仁为质重的种子类药物，可以将攻下瘀血力量的药物的作用引入下焦。

方证：少腹胀满、疼痛，月经量少，烦躁等。

方证解读：

瘀血留滞下焦，正邪交争，可以出现少腹胀满、疼痛；由于下焦血瘀闭结，阻滞人体正常的气血升降，且瘀阻日久也会生热而上逆，故容易出现烦躁如狂等症状；瘀血留滞，下焦血行受阻，可以导致月经量少。此外，舌质瘀斑、下肢皮肤粗糙脱屑，也是下焦血瘀证经常会出现的症状。

脉证特征：右手尺部沉位太过脉（沉涩）。

脉证解读：

本方属于下焦实证，故表现为脉动有力的太过脉，且以对应的尺部沉位最为有力；人体正气欲通过降下的方向将瘀血祛除，故以右侧为显著。

此方脉证以右手尺部的沉位脉动最为有力为特征，具体脉象表现为沉涩。沉脉提示以最强脉动在沉位，并且是超过正常健康脉的太过脉，此方脉证中的涩脉以指下沙粒感为特征。

本方脉证在临床时往往容易在双侧尺部的沉位均容易触及应指有力的太过脉，但以右侧脉动为更加有力。

由于此类患者中，有些表现为热邪上攻的症状比较显著，这种情况往往在右手寸部的浮位也非常容易触及脉动，这时一定要进一步仔细探察尺部的沉位，而不可仅据寸部的脉诊表现就确定治疗方向，实际表现为右手尺部的脉动力量会大于寸部。

仲景书中对此方脉证有"脉微而沉"的记录，提示此方脉证往往轻触不容易触及，所以称其"脉微"，实际上，进一步向下触压，甚至到达附骨的深度，就会在右手尺部沉位触及有力的太过脉。临床中，如果按照后世理解的"微脉"来领会此方脉证，则一定会出现误诊。

脉证鉴别：

本方应当与病机相似的桂枝茯苓丸、桃核承气汤的脉证等进行鉴别。三者均会在尺部出现太过脉，但从脉动的力量看，此方最为有力，并且脉象相对最为数急、躁动，而桃核承气汤和桂枝茯苓丸会依次减弱。另一个最容易把握的鉴别点在于，桂枝茯苓丸和桃核承气汤的脉证中均伴有左手寸部的太过脉，而此方证却没有这个脉诊表现。

第三节　阴虚（降法、虚热）

1. 麦门冬汤

脉证图：

麦门冬汤（左手）

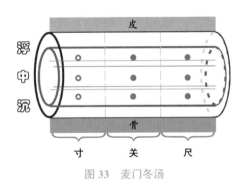

图 33　麦门冬汤

方药组成：

麦门冬七升，半夏一升，人参二两，甘草二两，粳米三合，大枣十二枚。

上六味，以水一斗二升，煮取六升，温服一升，日三夜一服。

病机：阴虚证、津液虚证（上焦）

阴阳盛衰：阴虚

方解：

此方重用甘平的麦门冬，配以甘而微寒的人参，兼以甘味的甘草、大枣，共奏养阴生津之功；佐以辛平的半夏，以缓解大量养阴之品碍胃之弊；甘味的粳米，既亲和胃气，也有滋补之效。

全方甘而微寒，且重用的麦门冬质重，既能滋补阴津，也能降下由于阴虚证而导致的虚热。

方证：咳嗽、口干、咽干、咽喉不利、面红等。

方证解读：

上焦阴虚、津液虚，口咽失于阴液的滋养，可以出现口干、咽干的症状；此方证的咽喉不利，也是咽喉失于阴液濡养的表现；上焦阴虚，虚热上冲，可以导致面红；同样，虚热可以带动人体的气机上冲，引起咳嗽的症状。

仲景书中表述此方病机为"火逆上气"，其治疗方法为"止逆下气"，这里的"火"指虚热，而达到"止逆下气"治疗作用的方法，就是重用既能滋阴又能降气的麦门冬。

临床中，此方的方证表现非常多见，但以上所列的症状表现，均难以作为判断应用此方的重要依据，而准确地结合脉证，是高效应用此方的重要路径。

脉证特征：左手寸部不及脉（左手脉细而以左寸部最为细而无力）

脉证解读：

图中用红色实线标识较正常健康脉更细的脉管。

此方脉证最显著的特点是左手寸部不及脉，临床中以在左手寸部探及与关尺相比较显著无力的脉动为特征，具体感受左手寸部的脉就像一个"塌陷"。

病机为阴虚证，所以表现为不及脉，表现为细而无力；阴虚证主要表现在上焦，因此以对应的寸部最为显著；阴津血虚以左手脉的不及表现为特征。

此方证属于阴虚证，故脉诊为总体不及而左脉尤细，基于阴虚出现虚热上炎，是因为以上焦之阴虚为主，故脉证表现为左寸不及最著。

脉证鉴别：

临床常见的慢性咳嗽，经常出现麦门冬汤方证。慢性咳嗽多见表证（上焦实寒证），临证是需要与麦门冬汤方证鉴别。两者脉证鉴别点在于麦门冬汤脉证为左寸脉不及，而表证咳嗽的脉证特征为左寸脉太过，并表现为浮脉，即以左寸浮位的脉动最为有力。因此，本方与擅治咳嗽的桂枝加厚朴杏子汤、小青龙汤等可以通过左侧寸部的区别来明确地进行鉴别应用。

此外，麦门冬汤与桂枝甘草汤的脉证，均表现为左寸不及，两者脉证鉴别详见下文桂枝甘草汤相关内容。

2. 甘麦大枣汤（血虚）

脉证图：

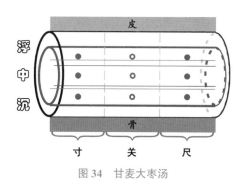

图 34　甘麦大枣汤

方药组成：

甘草三两，小麦一升，大枣十枚。

上三味，以水六升，煮取三升，温分三服。亦补脾气。

病机：血虚证（中焦）

阴阳盛衰：阴虚

方解：

甘草、大枣、小麦均为甘味，三药合用，具有滋补阴血的功效，用于治疗属于阴虚的中焦血虚证。

仲景书中记录此方证的病机为"脏躁"，提示血虚证的病机。

方证：容易紧张，喜悲伤欲哭，数欠伸等。

方证解读：

血虚而人体失养，可以出现"喜悲伤欲哭"；"数欠伸"是人体在血虚的病机下，气血循环自然缓慢，是人体以欠伸的方式伸展气机从而自我调整的症状表现；河北中医学院的刘保和教授总结甘麦大枣汤的主症为"容易紧张"，根据笔者临床观察，确实具有很高程度的特异性，可以作为参考。

仲景书中，将此方证放于《妇人杂病脉证并治》篇，并且明确提示此方证以女性患者为多见。

脉证特征：左手关部不及脉（细而无力）

脉证解读：

此方脉证最显著的特点是左手关部不及脉，临床中以在左手关部像一个明显的"塌陷"。

病机为血虚证，所以表现为细而无力的不及脉；病机为中焦血虚证，所以不及脉表现在对应的关部；阴津血虚以左手脉的不及表现为特征。

脉证鉴别：

临床中，与此方脉证相似的脉证较少，因此，根据在左手关部触及显著的"塌陷"，结合"容易紧张"等方证，就基本可以准确诊断。

临床中，如果出现此方脉证与其他脉证共存，也可以合方治疗。

3. 百合地黄汤（津液虚）

脉证图：

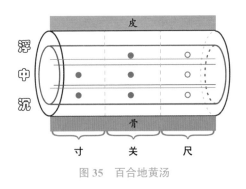

百合地黄汤（左手）

图 35　百合地黄汤

方药组成：

百合七枚（擘），生地黄汁一升。

上以水洗百合，渍一宿，当白沫出，出其水，更以泉水二升，煎取一升，去滓，内地黄汁，煎取一升五合，分温再服。中病，勿更服。大便当如漆。

病机：阴虚证、津液虚证（下焦）

阴阳盛衰：阴虚

方解：

此方重用甘寒的生地黄汁兼以甘平的百合，全方甘寒，可以养阴生津，也可以降下虚热。方中生地质重而滋补，擅长将药物作用于人体的下焦，所以此方可以治疗下焦的阴虚证、津液虚证。

仲景书中提示，"百合病者，百脉一宗，悉致其病也"，由此可见，百合病名并非方中用百合而命名为百合病，而是因为许多病症经过发展，都可以演变转化成这种病症，所以叫"百合病"，这提示我们，此方证为临床常见病症。

方证：失眠、口苦、口干、小便黄等。

方证解读：

阴虚而人体失于滋养，可以出现口干；阴液亏虚，则转化为尿液自然减少，所以可表现为小便黄；阴虚而虚热上扰，可以出现口苦、失眠的症状。

本方证多见于慢性疾病的后期，一方面，此方证可以出现许多的临床症状，另一个方面是其中并没有一个特征性指向这张方应用的症状，这给我们在临床中准确应用此方带来相当的难度，解决的方法就是结合脉证，甚至是主要依据脉证。

脉证特征：左尺脉不及（细而无力）

脉证解读：

此方为阴虚证治用甘寒降法的代表方。

病机为虚证，故为不及脉，具体为细而无力的脉象；阴虚证，故以左手脉不及为特征；阴虚更偏于下焦，故表现为左手尺部更细而无力。

临床把握此方脉证以左手尺部触及一个显著的"塌陷"，并且整个左手脉也较正常健康脉更细。

阴虚证容易出现虚热，因此，在以上脉证特点的基础上，往往在左手的寸部出现一个相对最为有力而显著的脉诊表现，具体脉象表现为芤脉，也可以表现为溢脉。但是，这里请注意，虽然在临床体会此方脉证时以左手寸部最容易触及，也最为有力，但其脉动的力量并未超过正常健康脉的脉动力量，只是与不及脉相比比较显著而已。

临床把握此方脉证关注的重点是三点：①左手脉细。这是此方脉证的必有条件。②左尺部脉更细且为无力的不及脉，这也是必有条件。③左寸出现浮脉。这一点并非必有条件，在诸脉均细的前提下是阴虚、虚热的表现。

脉证鉴别：

此方重用地黄，适用于阴虚证，临床首先需要与其他地黄类方进行鉴别，更详细的对比请参考下文肾气丸图解处。

基于百合地黄汤脉证由于阴虚而伴有虚热，容易在左侧的寸部出现一个比较容易探知的脉动，因此需要与其他治疗表证的脉证进行鉴别，比如桂枝汤证。一方面是，此方脉证中脉细，而桂枝汤证中没有这个因素；另一个方面，桂枝汤脉证的左手寸部为超过正常健康脉脉动力量的太过脉，而此方脉证中的左手寸部，只是与左手其他部位相比，相对比较显著而已，在脉动的力量上并未超过正常健康脉的脉动力量。

此方与百合知母汤的鉴别点，在于相对来比较，右侧关脉是否有数急有力的太过脉。

4. 乌梅丸（厥阴病主方）

脉证图：

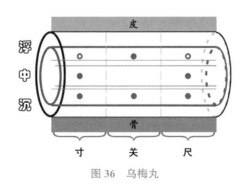

图36　乌梅丸

方药组成：

乌梅三百枚，细辛六两，干姜十两，黄连十六两，当归四两，附子六两

（炮，去皮），蜀椒四两（出汗），桂枝六两（去皮），人参六两，黄柏六两。

上十味，异捣筛，合治之，以苦酒渍乌梅一宿，去核，蒸之五斗米下，饭熟捣成泥，和药令相得，内臼中，与蜜杵二千下，丸如梧桐子大。先食饮服十丸，日三服，稍加至二十丸。禁生冷、滑物、臭食等。

病机：气滞证（中焦）

阴阳盛衰：阴虚

方解：

乌梅丸被后世认为是六经辨证厥阴病的主方，此方由三部分药物组成。第一个部分是甘味补虚药，包括人参、蜂蜜、当归，具有补益的作用，且以养阴为主；第二个部分由乌梅、苦酒、黄连、黄柏组成，其中乌梅、苦酒为酸味，黄连、黄柏为苦寒，酸苦涌泄为阴，这四味药都被古人列入阴药，药物作用方向为收敛降下；第三个部分由细辛、干姜、炮附子、蜀椒、桂枝五味药组成，五者均为辛温之品，辛甘发散为阳，药物作用方向为升散上行。全方为在甘味补益的基础上，苦味药配辛味药，共同补中焦之虚，解中焦之结。

经方中有一种特殊但常用的配伍方法，就是用辛味药配苦味药，这样的配伍方法在后世是相对很少应用的，之所以如此，是因为对古人如此配伍的意图仍旧不甚了了。

苦味药一般偏寒，辛味药一般为温性，这样在一张方中既用热性药，又用寒性药，很容易被后世认为是用热性药为针对寒邪，所谓"寒则热之"，用寒性药是为了针对热邪，所谓"热则寒之"，后世医家认为此方病机为"寒热错杂"者，均是以此认识为基础。临床中，此类方药的症状表现，也确实存在寒证表现与热证表现共存的实际，这种认识看似非常贴合临床，而实际上这却仅仅是表面现象，或者说这仅为标象，而非本质。

进一步分析此类方证出现所谓"寒热错杂"的病机，就会发现，之所以出现寒热错杂的内在原因，是中焦的阻滞不通。中焦是上下通行的道路，上焦之阳热下行，下焦之阴寒上行，则上下交通，人体处于阴阳平衡状态，但均要以通路顺畅为前提。如果某种原因导致中焦的阻滞不通，则上焦之阳热难以通过中焦下行，必然壅盛于上而现热证，下焦之阴寒难以通过中焦上行，则必然凝聚于下而出现下寒证，这才是出现"上热下寒证"的内在原因。

针对这种情况，主要的治疗方法就是打开中焦的阻滞，一旦中焦通畅，则上下交通，上热下寒的外在症状自然解除。那么，中焦的不通是由于气机的阻滞，由于正气不足，且邪气位于中焦，则单用辛温汗法难解，而单用苦寒下法更是伤正而病不除。针对这种情况，古人选用了辛温药与苦味药配合，一升一降，向相反的方向用力，共同作用，把结在中焦的阻滞像解开扣子一样地解开，这就是古人在古籍中提及的"解结"之法。

乌梅丸证中，因为是针对虚证基础上的邪气阻滞中焦，并且其虚主要是阴血虚，所以选用了具有滋养作用的甘味药，古人在选用苦味药时不用苦寒而泄下力量很强的大黄，并用大量的酸味药辅助降下，且酸味药本身就利于养阴，在选用辛味药物时，一般选用味辛但有补益作用的药物，此方就是选用炮附子、干姜等。

因此，从方药组成并结合临床看，乌梅丸证的病机是在阴血亏虚基础上的气滞证，属于降中有升，总体属于降法。

方证：胃脘满闷疼痛，呕吐，烦躁，失眠，腹泻等。

方证解读：

临床中，乌梅丸证可以表现为许多纷繁复杂的症状，因此，很难通过一两个症状来确定此方的应用。此外，现代文献报道，此方能够治疗的疾病谱非常广泛，可见此方有非常广泛的临床应用机会。

胃脘满闷疼痛等，直接反映了中焦气滞证的基本病机；烦躁、失眠等症，是上焦的热象表现；下利是下焦寒象的表现；呕吐等症是中焦气滞而上逆的表现。

通过以上此方证经常出现的症状，也非常容易认识此方的病机和治法。正气不足而邪气留滞于中焦，所以出现胃脘满闷疼痛；邪气留滞，人体正气必奋起与之抗争，并祛除之，下利的症状提示人体正气欲通过降下的方式将邪气祛除；呕吐的症状，提示人体正气欲通过向上升散的方式将邪气祛除，而限于人体正气自身抗邪能力的不足，所以就出现了病机不除而症状持久的状态。针对这种情况，治疗的方法就是，根据人体抗邪的方向，一方面用辛味药协助正气向上散邪，另一方面用苦味药协助人体正气向下降邪，两个方向合力解开中焦的气滞；除此之外，再用甘味药填补中焦之虚。如此，则病机得除，诸症自已。

由于本方证涉及的临床症状众多，所以几乎没有专属于本方的特殊方证，以上所列治症也仅仅是临床可能出现的症状，具体应用此方时单纯依靠这些症状反而往往会误用，因此，结合脉证是准确应用此方的重要方法。

脉证特征：左手脉不及，而其中以左手关部的中位最为有力。

脉证解读：

病属虚证，故总体脉不及；左手脉相对更为无力，提示以阴津血为主。在阴虚的基础上，邪气留滞与中焦，则正气必与之抗争，正邪交争于中焦，所以相对最为有力的脉动表现在对应关部的中位；"邪之所凑，其气必虚"，正是因为机体以阴血虚为主，所以正邪交争就主要表现在体现阴津血状态的左手。

因此，此方的脉证表现为双手脉均为不及，但最有力也是最容易触及的是左手关部的中位，但这一部脉虽然最为有力，其力量也没有超过正常健康脉的脉动力量，即此脉证的总体脉为不及脉。

临证具体把握此方脉证，会发现往往于双手的关部均能探及一个相对最为有力的脉动，但以左侧相对更为有力些。

以上脉证为按照仲景书原文提供的原剂量表现出的标准脉证，由于此方药物较多，且从三个治疗角度立方，临床中适当调整剂量的比例，自然会有更广泛的应用空间。而调整剂量比例后的乌梅丸，具体脉证也会与此有所不同，比如，出现以右手关部更为有力者，也有调整剂量比例应用的机会。但是，无论如何化裁，其脉证一定具备两个特点：第一，总体脉一定是属于不及脉；第二，以关部最为有力，但也一定是没有超过正常健康脉的脉力。

脉证鉴别：

由于此方脉证容易出现双侧关部相对明显，容易触及，所以，临床中应当与大柴胡汤脉证进行鉴别，主要的区别是脉动应指的力量，大柴胡汤脉证是应指更为有力的太过脉，而此脉证中双手关部的脉动力量要小于大柴胡汤脉证。大柴胡汤的脉证，详见后文。

此方与半夏泻心汤无论从方证上，还是脉证、病机上，都非常相似。鉴别两方的脉证以对比左右手的关部为主，如果左侧明显，是乌梅丸，如果是以右侧关部明显，或者仅有右手关部出现类似乌梅丸左手脉的表现，则是半夏泻心汤。

此方应与小柴胡汤的脉证进行鉴别。小柴胡汤脉证的左关应指更为有力，是太过脉，而此方相对脉动的力量要弱一些。小柴胡汤证属于实证，而此方证的病机属于虚证，临床仔细鉴别体会。

第四节 阳虚（升法、虚寒）

1. 甘草干姜汤（气虚、补法）

脉证图：

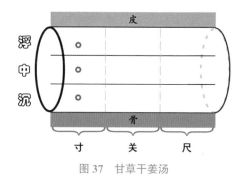

甘草干姜汤 (右手)

图 37　甘草干姜汤

方药组成：

甘草四两（炙），干姜二两。

上二味，以水三升，煮取一升五合，去滓，分温再服。

病机：气虚证、阳虚证（上焦、中焦）

阴阳盛衰：阳虚

方解：

此方与四逆汤为典型的甘温升法的代表方，是诸多经方的方根。

方中重用甘草，取其补益甘缓之功，配以辛温的干姜，共奏补益之效。值得关注的是两药的配比，甘草的用量是干姜用量的两倍，足量的甘味可以缓解干姜之辛味，以达温补而不升散耗气之目的。

方证：遗尿，小便数，腹部恶寒，便溏等。

解读：

此方能够温补中焦、上焦的阳气，而以温补上焦见长。

遗尿、小便数的症状，在临床中非常容易根据经验，判断为下焦虚寒，仲景提示我们，符合甘草干姜汤证的"遗尿""小便数"症状，病机为"上虚"，这些症状是"上虚不能制下"的表现；腹部恶寒、便溏是中焦阳虚的表现，临床从这样两个角度把握此方方证，就比较全面。

临床中，在上焦、中焦阳气虚的病机下，还可能会出现许多症状，因此，以把握能够直接指向病机的脉证，同样是此方既广泛也能准确应用的关键。

脉证特征：右手寸部不及脉（沉迟）

脉证解读：

图中右手关尺部空格留白，提示关尺部的脉基本正常，重点是强调右手寸部的特殊。

病属虚证，所以为不及脉；不及脉主要表现在右手，提示阳气虚的病机；寸部与上焦对应，因此，甘草干姜汤的脉证特征是右手寸部无力。

临床中，体会此方脉证，以右手寸部表现为一个显著的"塌陷"为指下感觉的特征。

甘草干姜汤对中焦阳气虚的病机，同样有治疗作用。因此，临床中在前述脉证特征的基础上，右手关部也比较无力，属于不及脉，同样是此方的脉证。

脉证鉴别：

临床中，把握甘草干姜汤的脉证，应当与理中汤、四逆汤进行鉴别，详见下文。

在寸部探及一个显著的"塌陷"，是临床当中经常容易遇到的。左侧寸部不及提示阴虚，应用麦门冬汤的机会较多，而右侧寸部不及提示阳虚，甘草干姜汤应用机会较多。桂枝甘草汤脉证也会在左侧寸部出现显著的不及脉，属于仲景一种"急则治其标"的治法，后文会详解。

2. 理中汤（太阴病主方）

脉证图：

理中汤(右手)

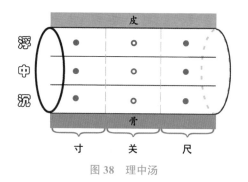

图 38　理中汤

方药组成：

人参　干姜　甘草（炙）　白术各三两。

上四味，捣筛，蜜和为丸，如鸡子黄许大。以沸汤数合，和一丸，研碎，温服之，日三四，夜二服。腹中未热，益至三四丸，然不及汤。汤法，以四物依两数切，用水八升，煮取三升，去滓，温服一升，日三服。

病机：阳虚证、气虚证（中焦）

阴阳盛衰：阳虚

方解：

此方由两部分药物组成，甘味的人参、甘草，具有补益功效；辛温的干姜与苦温的白术相配，一方面均为温性，具有温补的作用；另外，这样的苦辛味相配，可以使得温性既不至于上行，也不至于下行，结合甘味的药物后，将温补之力稳定在中焦。

此外，干姜与白术相配，其中的干姜辛温具有温散水饮的功效，苦温的白术具有温利水饮的功效，一升一降，还可以解中焦的停饮。此方还包括甘草干姜汤的方根。全方总体用甘味药与温性药相配，属于典型的甘温配合补益之法。

方证：心下痞，大便溏，胸痹，喜唾等。

方证解读：

中焦阳气虚，即容易出现腹部恶寒、腹痛、食纳欠佳、大便溏等症状，这些症状也是理中汤的主要治症。

"邪之所凑，其气必虚"，中焦阳虚，水饮之邪容易留滞中焦，正气必奋起与之相争，但是中焦阳气不足，难以自行温化停饮，人体正气欲通过向下排邪的方式祛除病邪，则容易表现为大便溏；中焦阳气虚并有停饮，故表现为心下痞。

此方与方中包括的甘草干姜汤，都擅于通过温补中焦而治疗上焦的阳虚、停饮等，胸痹一般是由上焦阳气不足而阴邪上犯导致，临床中多唾、胸痹、吐涎沫、遗尿等症，也多为上焦阳气不足而引起，因此，临床如此诸症都有应用理中汤的机会。临床准确应用的关键点是把握理中汤的脉证。

脉证特征：右手关部不及（无力）。

脉证解读：

右手脉的关部无力，是最典型的理中汤脉证。

病为虚证，所以表现为不及脉；阳气虚的病机，不及脉主要反映在右手脉的不及；中焦与关部对应，所以病机为中焦阳气虚的理中汤脉证表现为右手关部无力。

中焦是人体升降的通道，中焦阳气虚会引起诸多症状，并且也会由此而导致与其他多种病机互相关联，所以，临床中，理中汤除以上的典型脉证外，还有其他几种常见的脉证表现，在领会以上分析的基础上，很容易领会。

比如，在中焦阳气虚的基础上，出现了水饮停于中焦，那么右手的关部就不是最为无力的不及脉，反而表现为右手三部中最为有力的脉动，这提示正邪交争于中焦，这仍旧可以用理中汤来治疗。这样的理中汤脉证需要提示两点，第一，虽然右手关部最为有力，但仍旧是小于或等于正常健康脉脉动力量的不及脉；第二，右手关部的脉象表现为濡脉，即脉管的边界不清，也有一部分表现为弦脉。

此外，临床中许多表现为理中汤证患者，除具有理中汤脉证的总体特点外，往往在双侧的寸部显得更为无力而"塌陷"，其中症状表现为胸痹者，往往左侧的寸部更显著，表现为遗尿、多唾者，往往于右侧的寸部更显著。这是因为，理中汤既能治疗中焦的阳气虚，由于其中包含甘草干姜汤的方根，对于上焦阳气虚也有临床应用的机会。

仲景书中提示，理中汤可以治疗胸痹。胸痹的脉证为"阳微而阴弦"，而表现为胸痹症状的理中汤证，脉证就是以上所述，表现为左手的寸部无力（微）而右手的关部"弦"（理中汤证表现出左手寸部不及，其原理可以参考桂枝甘草汤的脉证），即左手寸部最无力而右手关部最有力，由此也可见，临床中面对仲景书中的脉诊记录，时至今日，需要更清晰、准确的表述和把握。

临床具体把握理中汤脉证，一般是首先感受到患者的脉总体不及而无力，其次感受到右侧关部最为无力，或者在右手关部感受到一个虽然最为有力，但仍旧属于不及的脉动，脉象表现为濡脉或弦脉，其余脉均属不及，最后仔细体会双侧寸部的无力情况，结合临床症状，往往可以准确地应用此方而取效。

脉证鉴别：

由于理中汤证的常见表现有心下痞、腹痛等，这些都是临床非常常见的症状，因此应当与相关的常用方从脉证角度进行鉴别。

半夏泻心汤是临床常用治疗心下痞的一张高效方（半夏泻心汤的脉证下文有详解），从脉证角度鉴别，重点关注右侧关部中位脉的特点。相对来说，半夏泻心汤脉证更有力，理中汤脉证相对脉管边界不清；半夏泻心汤证脉更短，理中汤证脉管更宽。

理中汤能够治疗中焦阳虚而停饮，临床中水饮证是非常常见的一大类病证，在右侧关部候得水饮脉需要与诸多治疗水饮证的方药脉证进行鉴别，在此提示，将于后文详解。

此外，理中汤方加桂枝一味，就是桂枝人参汤，这也是一张临床多有应用机会的经方。两者鉴别见后文桂枝人参汤条。临床应用此方需要强调一点，就是胸痹的患者，有不小的比例会出现理中汤脉证，临床鉴别关键点在于，在体会寸部不及的基础上，仔细体会右手的关部，是否具有理中汤的脉证特征。

理中汤与甘草干姜汤，无论从方证上还是脉证上，均有重叠之处。两方的脉证鉴别以仅有右手寸部不及脉者为甘草干姜汤脉证，其余脉证相似之处，两方均可应用治疗，临床不必刻意分辨。

3. 四逆汤（温法、少阴病主方）

脉证图：

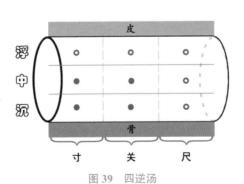

图39 四逆汤

方药组成：

甘草二两（炙），干姜一两半，附子一枚（生用，去皮，破八片）。

上三味，以水三升，煮取一升二合，去滓，分温再服。强人可大附子一枚，干姜三两。

病机：阳虚证（下焦）

阴阳盛衰：阳虚

方解：

附子、干姜辛温，合用甘草，共奏温阳散寒之功。方中附子质重，所以擅长温补下焦的阳气，也能温散下焦的邪气。

方中甘味的甘草与辛温的附子、干姜的药物配比，是合理有效应用此方的一个重点。附子、干姜虽温，但味辛，辛味本身就有升散上行之力，甘缓的甘草可以"控制""约束"辛温升散的力量，并且能够配合两药之温性，从而更偏于温补而尽量避免温散。这里提示，此方一定要相对重用甘草。

针对明确是阳虚的患者，许多人应用四逆汤不但无效，反而患者出现了牙痛、目赤等"上火"的表现，其中最常见的原因是药物的配比不正确，一般增大甘草的用量并减小干姜、附子的用量后，就会达到温而不走之效。

需要说明的是，针对当今的常见病、多发病，临床应用仲景书中记录的四逆汤原方的机会并不多，一方面是生附子在临床中应用受到限制，并且生附子的辛味较重，所以升散邪气的力量也比较强。但今天所用的附子，多为经过炮制的附子，已经减少了生附子的辛温攻窜之性，经过较长时间的煎煮后，更偏于温补，特别是如果换用成炮附子，则在临床中应用的机会很多，应用得当则疗效显著。我们这里讨论的四逆汤，就是以方中用今天的黑顺片或炮附子代替后的四逆汤，而非仲景书中原方的生附子。

方证：恶寒、下利等。

方证解读：

阳虚而温煦人体内部重要脏器的气血不足，人体就会反应性地出现恶寒的症状，从而收缩血管回流以自救；下焦阳虚，容易导致邪气留滞下焦，下利是人体正气祛邪的反应。

由此可见，虽然四逆汤在临床中可以治疗许多病症，并且仲景书中也反复强调此方的应用，但是其方证中并无特征性的症状，恶寒和下利可以见于许多的方证中，因此，把握此方脉证就成为关键。

此外，临床当中，部分四逆汤证由于阳虚证比较重，而出现内寒外热的表现，需注意从症状的角度进行鉴别，对于这种情况，把握脉证尤为重要。

脉证特征：右手尺部不及（沉迟）

脉证解读：

病为虚证，脉诊表现为不及脉（无力）；阳虚的病机，就表现为右手脉更为无力；尺部是下焦对应的部位，因此，四逆汤的脉证以右手尺部无力为特征。临床具体感受为右手尺部表现为"塌陷"，脉象表现为沉迟，有一部分患者几乎探查不到右手尺部的脉动。

在阳虚的病机下，患者双手的脉一般均为不及，包括右手的寸、关部亦为不及脉，但确定为本方脉证，是在总体脉均不及的前提下，以右手尺部最为无力为最重要指征。

四逆汤证的重症表现为内寒外热者，脉证为总体不及，右手尺部最为无力，而以右手的寸部出现相对最为有力，或者表现为溢脉，但其脉动的力量一定没有超过正常健康脉。

脉证鉴别：

甘草干姜汤脉证特点为右寸无力，而四逆汤脉证特点为右尺无力。

本方脉证临床需要与附子汤进行鉴别。从病机上两方均包含阳气不足，从症状表现上两个方证的患者均具有疲乏、精神萎靡等表现，从方药上两方均应用了辛温的附子，从脉证上也均以脉沉为特点。具体鉴别点在于，附子汤在关部的沉位可以触及一个比较拘急有力但没有超过正常健康脉的脉动，为水停心下之征，而四逆汤没有这个特征。

本方脉证当与栀子豉汤脉证进行鉴别。临床中，两者均容易在右手寸部候得右手最有力的脉动，但栀子豉汤为超过正常健康脉的太过脉，且右手尺部脉动力量基本正常；而四逆汤脉证可以表现为右手尺部属于非常无力的不及脉，伴有右手寸部虽然最有力，但仍旧属于没有超过正常健康脉脉动力量的不及脉。

附子汤脉证的具体解读见下文。

常用方

第五节　阴盛（升法）

1. 桂枝汤

脉证图：

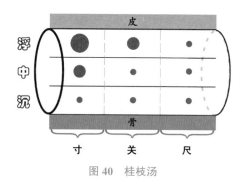

桂枝汤 (左手)

图 40　桂枝汤

方药组成：

桂枝三两（去皮），芍药三两，甘草二两（炙），生姜三两（切），大枣十二枚（擘）。

上五味，哎咀三味，以水七升，微火煮取三升，去滓，适寒温，服一升。

病机：实寒证（上焦、表虚证）

阴阳盛衰：阴盛

方解：

外邪侵袭，正邪交争于表，方用桂枝、生姜辛温升散在表之邪；药用芍药苦平敛降，一方面控制前者升散之力，以免过于升散而伤津，另一个方面配合甘草、大枣甘平补益正气。五药合用，共奏解表而不伤正、发汗而不伤津之效，全方属于阴盛的实寒证。

方证：发热、头痛、汗出、恶风等。

方证解读：

发热、头痛均为正邪交争于表的外在表现；人体从内部调动气血达表抗邪，自然里之气血较平素减少，重要脏器均位于人体内部，内部气血减少，人体会出现保护性的恶寒、恶风反应，以收缩末梢血管，促进气血回流到内部，所有表证的恶寒、恶风症状，均为这个原因。汗出是人体御邪反应的表现，邪欲内入，正气由内向外抗邪，汗出是人体正气向外抗邪的表现，但由于人体正气自身升散邪气的能力不足，所以即使出现了汗出，仍旧未能将邪气排出。

桂枝汤证临床常见，且症状表现多种多样，临床以掌握直接指向病机的客观指征为要点，即脉证。

脉证特征：左手寸部太过脉（浮缓）

脉证解读：

病属实证，所以表现为脉力大于正常健康脉的太过脉；正邪交争于表（上焦），所以太过脉表现在对应的寸部；人体正气欲通过升散的方向祛邪，故左寸太过为本方脉证的特征。

仲景书中记录此方脉证为"阳浮而阴弱"，即提示属于阳的寸部是浮脉而属于阴的尺部脉比较弱，具体脉证如上图所示。

临床中，出现此方证的患者，平素气血相对就亏虚，遇有外邪来袭，反应性地从人体内部调动气血达表抗邪，所以寸部出现最强脉动在浮位的浮脉，而内部气血由于一部分被调动至表，所以对应的尺部就表现为"弱"。

桂枝汤证的脉象被总结为浮缓，具体感受为左手寸部的太过脉除了具有最强脉动在浮位的特征以外，指下能够感受到脉管比较松软，而非麻黄汤的脉管壁厚而紧绷。

脉证鉴别：

桂枝汤证为临床常见病证，且桂枝汤诸多类方的方证同样是临床常见病证，因此，桂枝汤证的临床鉴别需要高度关注，鉴于许多桂枝汤类方从症状表现上与桂枝汤的区别并不大，因此从脉证角度进行鉴别就显得尤为重要。

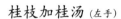

桂枝加桂汤 (左手)

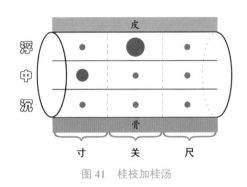

图 41　桂枝加桂汤

桂枝加桂汤为在桂枝汤方的基础上增加辛温发散的桂枝的用量而成。临床当中应用桂枝加桂汤的机会仍旧是比较多的，并且并非一定要有典型的"奔豚""气上冲"才可以用桂枝加桂汤。

从脉证角度鉴别，桂枝加桂汤的浮脉会出现在寸关之间或关部，应指较浮缓的桂枝汤脉证更为有力，这提示由表而来的邪气与正气相搏的位置更为偏里，但仍旧是浮脉，并当用辛温升法。

此方证的出现，是在桂枝汤的基础上，邪气的位置更偏里一些，但仍属外邪侵袭所致，人体正气仍旧需要通过升散的方向祛除病邪，这时如仅用桂枝汤，则升散邪气的力量相对不足，需要在桂枝汤的基础上，另外再加辛温升散的桂枝，才能够祛除邪气。

临床当中，许多类似于桂枝汤证者，并没有"奔豚""气上冲"等表现，但脉证为桂枝加桂汤的脉证，则同样用桂枝加桂汤治疗。

桂枝新加汤（左手）

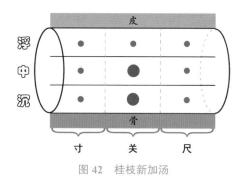

图 42　桂枝新加汤

桂枝加芍药生姜各一两人参三两新加汤方为桂枝汤加味而成，此方仍为桂枝法。与桂枝汤相比，由于中焦更虚，所以加人参补益；由于中焦更虚所以由表而来的邪气也较桂枝汤证更深入一些，因此加量芍药，从而把升散药物的作用部位向内收引至病机所在之处，兼以加量生姜，更擅长从中焦向外发散邪气。

脉证上，新加汤的太过脉的位置在关部的中位、沉位。

此方脉证临床应当与小柴胡汤脉证进行鉴别，一方面此方左关太过脉的位置往往较小柴胡汤的中脉位置更深些，应指脉动的力量要小于小柴胡汤脉证；从具体脉象上，小柴胡汤脉更拘急，而此方则相对缓而无力。临床中，如果在左侧关部的中沉位候得太过脉，重点关注是缓和还是拘急，以区别两方的应用。

栝楼桂枝汤证的临床表现与桂枝汤也很相似，从临床表现上会有项背拘急，从脉证上以左手寸部太过脉兼有脉管细为特征。

桂枝加黄芪汤的脉证与桂枝汤脉证相似，仍旧是左寸浮缓，只是与桂枝汤相比脉动更加无力。

桂枝去芍药汤的脉证较桂枝汤的脉证左寸脉更为促急，桂枝去芍药加附子汤则左寸脉更为促急，并且兼有右尺部不及脉。

桂枝加葛根汤的脉证与下文讲解的葛根汤相似，与桂枝汤脉证相比较，桂枝加葛根汤的脉证左侧尺脉更加无力；与葛根汤脉证相比较，桂枝加葛根汤的左寸脉偏于浮缓。

桂枝汤与麻黄汤脉证均表现为左手寸部的浮位最为有力，但左手尺部麻黄汤的脉动力量要大于桂枝汤，且麻黄汤脉证的左手寸部浮位指下感受是脉管壁厚的拘急，古人称之为浮紧，桂枝汤为脉管壁"松软"，古人称之为浮缓。

临床仍需与桂枝加附子汤的脉证进行鉴别，具体见后文的桂枝加附子汤条。

2. 葛根汤

脉证图：

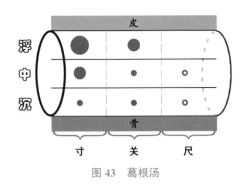

图 43　葛根汤

方药组成：

葛根四两，麻黄三两（去节），桂枝二两（去皮），生姜三两（切），甘草二两（炙），芍药二两，大枣十二枚（擘）。

上七味，以水一斗，先煮麻黄、葛根，减二升，去白沫，内诸药，煮取三升，去滓，温服一升，覆取微似汗，余如桂枝法将息及禁忌。

病机：实寒证（表证）。

阴阳盛衰：阴盛。

方解：

此方由桂枝汤加味而成，在认识桂枝汤的基础上更便于领会此方。

与桂枝汤证相比较，加味苦温而气多味少的麻黄，则升散邪气的力量要大于桂枝汤；葛根一味药有两个方面的作用，一方面具有升散邪气的作用，以助桂枝汤和麻黄解表，另一个方面，葛根甘平，具有补益津液的功效，所以适用于相较于桂枝汤、麻黄汤津液更虚的病机。全方发散之力强于桂枝汤，而补益之功却大于麻黄汤。

需要说明的是，临床中葛根有粉葛根与柴葛根之分，粉葛根的补益津液作用大一些，柴葛根升散解表的作用大一些，葛根的药用部位是根部，擅长补益人体下焦津液之虚，同样也擅长升散由表而直中下焦的外邪。此方中提示要先煮葛根，经过更长时间煎煮的葛根，会减少升散邪气的能量，而更偏于补益，因此，按照仲景书中提示的病证，临床以应用粉葛根更为合适。当然，如果减少葛根用量的比例，应用柴葛根也是可以的，只是所适用的病机稍有差异。

方证：恶风、项背拘急等。

方证解读：

外邪侵袭而表现为恶风的症状，其原理前文已述；正邪交争于表，兼以濡养肌肉组织的津液亏虚，则可出现项背拘急的症状。

葛根汤既可归为麻黄类方，亦可归为桂枝类方，因为从方证的角度，确实是处于麻黄汤与桂枝汤之间。从病机角度，葛根汤证适用于较桂枝汤证的"虚人外感"正气更足些、邪气更实些的情况，而相较麻黄汤的表实证，葛根汤证的正气更不足一些。需要说明的是，虽然此处标明葛根汤证一般是无汗的，对于有些汗出的患者，仍旧是可以应用的，但需要注意中病即止。

从临床表现看，葛根汤证也表现于两者之间，而项背拘急或其他部位的拘急疼痛表现得更突出一些。从治疗疼痛的角度，葛根汤要明显优于桂枝汤与麻黄汤，从临床常用的角度，葛根汤更是今天非常常用的一张高效经方。

脉证特征：左寸太过（浮而拘急），同时伴有左尺部不及（无力而空虚）。

脉证解读：

正邪交争于表，且正气充足，正气欲升散邪气而祛除之，所以表现为左寸部太过脉；左寸部太过脉的具体脉象介于桂枝汤的浮缓和麻黄汤的浮紧之间，即浮而拘急，提示正邪交争的剧烈程度介于两个方证之间；气血达表抗邪，而内部阴津血相对较平素匮乏，所以表现为尺部的脉无力而空虚。

临床中，以在左手寸部触及类似麻黄汤的脉象，进一步伴有左手尺部明显的无力而空虚，即为此方脉证。

如果是外邪侵袭，除了正邪交争于表以外，另有外邪直中下焦，下焦正气与之相争，也可以用葛根汤来治疗，且此类病症在临床中颇为多见。这种情况应用的葛根汤以药用柴葛根为佳，其脉证的左手尺部表现与前述有所不同，反而表现为拘急有力的脉。

由此可见，临床欲准确把握脉证，需要针对病机和方药进行领会，而方剂是由药物组成的，领会药物也是学习脉证重要基础之一，在这个方面，建议读者以笔者所著的《神农升降药法》作为参考。

脉证鉴别：

同样表现为左寸部的太过脉，葛根汤的脉证需要与桂枝汤、麻黄汤的脉证进行鉴别，葛根汤的脉证之所以表述为浮而拘急，是因为左寸的浮位从脉象表现上在缓与紧之间，与此同时，葛根汤脉证的左尺部更为无力或者拘急有力。之所以如此，是因为葛根具有补虚的作用，同时也有从下焦向上透发的作用，临床中许多痛经的患者就非常容易表现为葛根汤证，这样的患者就是左寸脉浮而拘急，同时伴有左侧的尺脉沉紧或沉弦。

3. 半夏厚朴汤

脉证图：

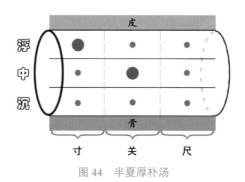

半夏厚朴汤 (左手)

图 44　半夏厚朴汤

方药组成：

半夏一升，厚朴三两，茯苓四两，生姜五两，干苏叶二两。

上五味，以水七升，煮取四升，分温四服，日三夜一服。

病机：实寒证、水饮证（上焦、中焦）

阴阳盛衰：阴盛

方解：

方中重用生姜五两，配以辛温的干苏叶，以解在表之邪；辛平的半夏配伍淡味的茯苓，以升散停于中焦的水饮，厚朴苦温，降中有升，有利于此方证表现出的咳喘的治疗。

本方病机可总结为"外邪里饮"，全方具有辛温散邪之效，总体治法属于辛温升法。半夏、生姜、茯苓相配，为小半夏加茯苓汤，擅长治疗心下之停饮。

方证：咳、喘、咽痒、咽喉不利等。

方证解读：

人体素有中焦水饮，兼以外邪侵袭，人体正气欲通过升散的方式将外邪和水饮祛除，所以表现为气机上逆的咳、喘等症，治疗的方法是应用辛温升法，以助正祛除邪气。咽痒、咽喉不利等，同样是正邪交争的反应，也是正气欲升散邪气的表现，应用此方，既可升散袭表之邪，兼可温散中焦之水饮，从而邪祛症已。

临床中，往往难以遇到此方的典型方证，准确把握脉证，更有利于广泛而准确地应用此方。

脉证特征：左寸太过脉（浮或溢），伴有左关太过脉（中位弦或濡）。

脉证解读：

左寸太过脉与属于阴盛的实寒证病机相对应；左关太过脉与属于阴盛的水饮证相对应。临床中，左寸太过脉经常会表现为溢脉，需要注意，此类情况当纳入左寸来考量。临床把握左关太过脉，注意考量其是否为水饮脉。此外，进一步明确此方脉证，则左寸以浮位脉动力量最大，左关以中位脉动力量最大，这均与邪气所在的位置相对应。

脉证鉴别：

病机同样为外邪里饮，同样对咳喘应用颇多，此方临床应与小青龙汤进行鉴别。虽然仅从症状表现上很难鉴别，但从病机上，小青龙汤的外邪更实，里饮更重，两方脉证区别较大，小青龙汤的左寸浮脉脉动更为有力，右关部的弦脉更为拘急。

临床中，此方擅治咽喉不利诸症，其中也包括咽痛，此时，应与半夏散及汤进行鉴别。半夏散及汤同样为辛温升法，治疗外感邪阻所致的咽痛，单纯从方证角度两方区别不大。但从病机与脉证角度就可以明确地甄别，半夏散及汤脉证并无关部的异常，据此即可区分两方的选用。

4. 小青龙汤

脉证图：

小青龙汤 (左手)

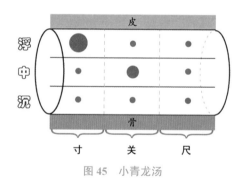

图45　小青龙汤

方药组成：

麻黄（去节）、芍药、细辛、干姜、甘草（炙）、桂枝各三两（去皮），五味子半升，半夏半升（洗）。

上八味，以水一斗，先煮麻黄，减二升，去上沫，内诸药，煮取三升，去滓，温服一升。

病机：实寒证（为主，表、上焦）兼水饮证（为次，中焦）。

阴阳盛衰：阴盛。

方解：

此方主要由两部分药物组成。方中苦温的麻黄配伍辛温的桂枝、苦平的芍药，属于辛温升法，以升散在表之邪，治疗上焦实寒证（表证）；辛温的干姜配伍半夏、细辛、五味子，同样属于辛温升法，以温散中焦的水饮，治疗中焦水饮证；甘草补益。方中芍药苦平，对升散表邪药物的力量进行牵制；五味子酸温，对温散水饮药物的力量进行牵制。

全方病机以实寒证为主，水饮证为次，均属于阴阳盛衰的阴盛，治法均为辛温升法。

方证：咳嗽、喘、流涕等。

方证解读：

此方病机中，表有实寒，中焦有水饮，正气奋起与之抗争，欲通过升散的方向将两者祛除，表现出气机上逆的咳嗽、喘、流涕等症状，但是限于正气自身抗邪力量的不足，虽然出现了这些症状，但仍旧难以将邪气祛除。方中辛温升散的药物助正祛除在表之邪，用温散的药物助正祛除中焦之水饮，则邪去症已。

仲景书中用多个或然症来表达此方方证，就是提示我们，在临床中此方证会出现许多纷繁复杂的症状，准确应用此方，重在抓住其病机，而明确其病机的重要方法，就是临床把握其脉证。

脉证特征：左手寸部太过脉（浮、溢）兼左手关部太过脉（中位，弦）。

脉证解读：

每一张方的脉证，均客观地反映了该方的病机。仲景书中明确地记录了此方证的病机为"伤寒表不解，心下有水气"，也就是说，此方病机中有两个因素，一个是"表不解"，即表证、上焦实寒证；一个是"心下有水气"，心下即中焦，水气即水饮，具体为中焦水饮证。两者均属实证，并且人体正气欲通过升散的方向祛除邪气，所以，均属于阴盛。

病属实证，故为太过脉；病机为上焦实寒证，所以太过脉出现在寸部，表现为浮脉，或者溢脉；病机为中焦水饮证，所以太过脉也出现在关部中位，表现为水饮脉；正邪交争，正气欲通过升散的方向将邪气祛除，所以两个太过脉均表现在左手。

临床把握此方脉证，以在左手寸部和关部均候得太过脉为特征，进一步探查，寸部太过脉为浮脉，关部太过脉最强脉动在中位，脉象为水饮脉。

脉证鉴别：

此方脉证当与吴茱萸汤脉证进行鉴别，两者均为在左手寸部和关部候得太过脉。吴茱萸汤脉证表现为左手寸部非常有力，这是最重要的鉴别点，进一步区别，吴茱萸汤脉证的左寸太过脉最强脉动在中位，关部的最强脉动在沉位，与此方不同。具体在临床中，结合方证，并不难鉴别。

此方脉证当与病机和脉证均相似的半夏厚朴汤证进行鉴别。区别点在于小青龙汤两个部位太过脉的脉动力量要大于半夏厚朴汤。

小青龙汤、射干麻黄汤、厚朴麻黄汤三方，均为治疗咳喘的常用方，并且药物组成多有相同，三方脉证也相似，临床鉴别只能仔细体会。相比较而言，射干麻黄汤的左关太过脉的力量要小于小青龙汤，厚朴麻黄汤的左手关部和右手关部的脉动力量均大于其余两方。

5. 柴胡桂枝汤

脉证图：

柴胡桂枝汤 (左手)

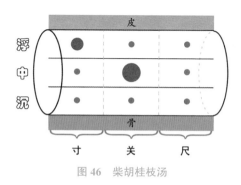

图 46　柴胡桂枝汤

方药组成：

桂枝一两半（去皮），黄芩一两半，人参一两半，甘草一两（炙），半夏二合半（洗），芍药一两半，大枣六枚（擘），生姜一两半（切），柴胡四两。

上九味，以水七升，煮取三升，去滓，温服一升。

病机：实寒证（为次，上焦、表）兼气滞证（为主，中焦）。

阴阳盛衰：阴盛。

方解：

本方由小柴胡汤与桂枝汤合用组成。

方中桂枝汤用于治疗表证，即上焦实寒证；方中小柴胡汤用于治疗中焦气滞证。

方中虽然包含两个具体病机，但是仍以柴胡证代表的中焦气滞证为主。

方证：桂枝汤兼小柴胡汤方证。

方证解读：

此方方证参考上文总结的桂枝汤与小柴胡汤方证即可。仲景书中对此方方证记录为"伤寒六七日，发热，微恶寒，支节烦疼，微呕，心下支结，外证未去者，柴胡桂枝汤主之"。

此方涉及的病机相对较多，同样涉及的症状也较多，并且这些症状还有内在的关联，临床当中也很难将符合此方方证的症状梳理出来，从而清晰地明确为此方的适用证，结合脉证相对就会容易很多。

脉证特征：左寸太过脉（浮）兼左关太过脉（中脉，弦）。

脉证解读：

桂枝汤脉证为左寸太过脉，脉象表现为浮缓；小柴胡汤脉证为左关太过脉，最强脉动在中位，脉象表现为弦脉，两者结合，就是此方脉证。

临床当中，左寸的太过脉经常表现为溢脉，在此提示。

脉证鉴别：

临床中，此方脉证当与脉证相似的吴茱萸汤脉证进行鉴别，相对来说，吴茱萸汤的脉证表现为左手寸部的脉动最为有力，而此方脉证为左手关部最为有力，另外通过脉象并结合方证，很容易鉴别。

此方当与药物组成相似的柴胡桂枝干姜汤脉证进行鉴别。柴胡桂枝干姜汤脉证中，右手尺部为无力的不及脉，两者的区别非常容易把握。

柴胡加龙骨牡蛎汤同样是在寸关两部出现太过脉，但太过的部位是右寸及左关，也很容易鉴别。

第六节　阴盛（升法、水）

1. 防己黄芪汤

脉证图：

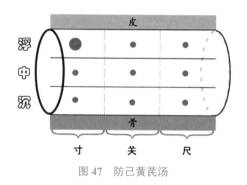

防己黄芪汤（左手）

图47　防己黄芪汤

方药组成：

防己一两，甘草半两（炒），白术七钱半，黄芪一两一分（去芦）。

上锉麻豆大，每抄五钱匕，生姜四片，大枣一枚，水盏半，煎八分，去滓，温服，良久再服。

病机：水饮证、湿证（表、上焦）。

阴阳盛衰：阴盛。

方解：

此方是治疗风水的代表经方。

针对水饮证在表（上焦）的病机，方中重用辛温的生姜，兼以辛平的防己，以升散发越水湿、水饮，白术、黄芪、大枣、甘草相对轻用，从而起到一定的补益作用，特别是黄芪与白术仍有补益固表之效。诸药合用，既可散在表的水湿之邪，又能补表、固表，使得邪祛正复。

由此方组成特点可见，古人对于水饮在表的治法，并非一味发散，同时兼有补益。

此外，在此需要特别提示，掌握原方的剂量是准确领会和应用古方的一个重要前提。此方从名称上看，非常容易认为防己或黄芪是此方的君药，实际上，此方用量最重，并且直接与本方总体治疗方向密切相关的药物是其中的生姜。方中防己、甘草、白术、黄芪四味药的剂量加起来为五钱匕，但配合的生姜四片大约用量也相当于3~5钱匕，也就是说，此方中生姜的用量几乎相当于其他所有药物用量相加。查阅诸多经方医案，按照仲景方这样比例用此方者，寥寥无几，那么如何能够用剂量比例与原方大相径庭的组方，来治愈古人表述症状的疾病呢？同样应用了防己的另一张方防己地黄汤，其中重用地黄的特点，我们也要注意，后文会有详述。

方证：身重，汗出，恶风，浮肿等。

方证解读：

水湿在表，故出现身重、浮肿等症。"邪之所凑，其气必虚"。之所以水湿停于表，就是因为表虚，汗出、恶风是表虚而正邪在表相争的临床表现。

临床中，此方证中出现的症状不在少数，但均不属于特征性症状，把握脉证非常重要。

脉证特征：左手寸部太过脉"浮濡或浮弦"。

脉证解读：

病属实证，所以表现为太过脉；正邪交争于表（上焦），所以太过脉表现在对应的寸部的浮位；正气欲通过升散的方向祛除邪气，所以表现为左寸太过脉。由于具体病机属于湿证或水饮证，所以左寸太过脉的具体脉象为浮濡或浮弦。

此方脉证，以最强脉动的部位为左寸的浮位为特征。如果具体病机为水饮证，则为水饮脉，具体病机为湿证，则为湿证的濡脉。

脉证鉴别：

本方治疗的风水，可以表现为水肿，皮水也可以表现为水肿，代表方为防己茯苓汤，临床应当鉴别应用。从治法上，两方均属于应用辛温汗法治疗水肿；脉证上，两方均表现为左寸浮；从组方上，防己茯苓汤可以说是防己黄芪汤的加强版，药物用量显著要大；从症状上，防己黄芪汤有恶风，防己茯苓汤没有恶风；从脉证上，防己茯苓汤的左侧寸部的浮位更为有力。

同样是针对水饮证，也同样是太过脉表现的寸部，本方当与越婢加半夏汤进行鉴别。从治法上，本方为汗法，越婢加半夏汤为下法；从脉证上，本方为左侧寸部太过，而越婢加半夏汤是右侧寸部太过。

2. 吴茱萸汤

脉证图：

吴茱萸汤（左手）

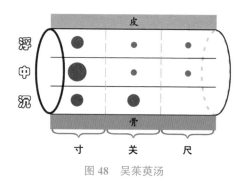

图 48　吴茱萸汤

方药组成：

吴茱萸一升（洗），人参三两，生姜六两（切），大枣十二枚（擘）。

上四味，以水七升，煮取二升，去滓，温服七合，日三服。

病机：水饮证（中焦）

阴阳盛衰：阴盛

方解：

针对中焦水饮证的病机，此方重用辛温的吴茱萸、生姜，以升散水饮之邪，辅以人参、大枣健胃生津，以求温燥而不伤津，邪去而正复。全方属于辛温升法。方中吴茱萸辛温燥烈，具有很强的升散攻邪作用。

方证：头晕、头痛、呕吐等。

方证解读：

此方的根本病机是水饮内停中焦，人体正气与之相争，并且欲通过升散的方向将邪气祛除，正气向上攻冲中焦水饮之邪，故出现在上的头晕、头痛、呕吐、胸满等症。

仲景书中记载此方证有"吐利"的症状，这是人体正气与水饮交争，欲通过上吐、下利祛水饮之邪所致。水饮属于阴邪，阴邪就下，理应下行，但阴邪过盛，就会出现"阴占阳位"，表现为上逆。临床中此方证出现的机会较多，往往仅通过临床症状，难以判断正气祛邪的具体方向，而结合脉证，可以清晰地判断。

脉证特征：左寸、关太过脉（弦），而以左寸中位最为有力。

脉证解读：

病机为水饮停于中焦，所以表现为太过的水饮脉出现在对应的关部；人体正气欲通过升散的方向祛除水饮之邪，所以表现为左关部太过脉，临床一般表现为沉位的脉动力量最大或者在中位（提示：图中仅标识了沉位）；水饮的病机较重，而人体的正气也不虚，所以发生了剧烈的正邪交争反应，正气向上强力升散攻冲水饮，所以在左手的寸部出现了脉动力量更大的太过脉；由于左寸部的太过脉并非正邪交争于表所致，所以最强的脉动并非常见的浮位而是中位，这提示，虽然症状表现在上焦，但病机的根本实为中焦。因此，可以说，左关的太过脉属于根本病机的表现，而左寸的太过脉是强烈症状的表现。

临床把握此方脉证，以左手寸、关皆有太过脉为特征，进一步仔细感受寸部太过脉浮中沉最强脉动的位置以明确。

此外，临床中，此方脉证中的左寸太过脉往往表现为溢脉，往往诊脉前通过肉眼观察，就首先能够在寸部或者超过寸部发现非常"凸显"出来的脉动，在此特别提示。

吴茱萸汤的脉证中，既体现了病机，也提示出了治法，具体原则请参考仲景阴阳脉法，这也说明我们在临床中，把握脉诊不能仅仅限于其中的具体命名的脉象的范畴，而应当全面而准确地把握。如果仅仅通过脉象获得水饮上逆的病机，但是涉及具体治疗就会没有了方向性指导。

脉证鉴别：

吴茱萸汤证临床常见，患者症状突出，但仅从症状角度与其他方证鉴别有一定难度。特别是此方证容易出现头痛，且左寸脉太过，很容易与解表的葛根汤证、桂枝汤证、麻黄汤证混淆，可通过浮中沉进一步鉴别，吴茱萸汤证的左寸最强脉动在中位而解表诸方为浮位，兼以左关沉位的太过脉，可以清晰鉴别。

临床据脉证兼以头痛、头晕、呕吐等即可准确应用，笔者屡试不爽，体现了脉证合参给我们临床带来的帮助。

吴茱萸汤脉证与五苓散的鉴别点在于，五苓散左侧寸部的脉动不及吴茱萸汤有力，右侧关部的脉动更为显著，五苓散的具体脉证详见下文。

3. 苓桂术甘汤

脉证图：

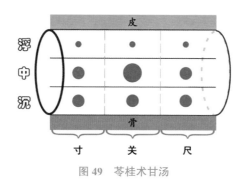

图 49　苓桂术甘汤

方药组成：

茯苓四两，桂枝三两，白术三两，甘草二两。

上四味，以水六升，煮取三升，分温三服，小便则利。

病机：水饮证（中焦）

阴阳盛衰：阴盛

方解：

针对此方证中焦水饮证的病机，方中用茯苓、白术利水，桂枝辛温散水，甘草补虚，全方合用治疗水饮。辛甘发散为阳，淡味渗泄为阳，方中桂枝辛温、茯苓味淡，兼以甘味的甘草，总体为辛温升散之法；白术苦温补益，同样具有升散之力；四药合用总体为辛温的升散之方，针对中焦的水饮。其中，桂枝与甘草相配，擅于补益上焦的阳虚，具体见桂枝甘草汤条。

需要说明的是，经考证，经方中所用之"术"应为苍术（具体详见《神农升降药法》），苍术升散之力要显著大于白术，此方中之术，当以用今之苍术为佳。

方证：头晕、胸满、心下痞等。

方证解读：

水饮停于中焦，心下痞是直接反映病机的症状；正邪交争，正气欲通过升散的方向祛除水饮之邪，从中焦向上升散水饮，所以导致头晕、胸满的症状，但限于正气自身抗邪能力不足，虽然导致了这些症状，但仍旧难以自行将水饮祛除，这时应用总体性温升散之苓桂术甘汤，以助正祛邪，邪祛则症已。

本方所治的病症，从病机上有两个方面的因素，一是中焦停饮，二是还有上焦的阳气不足。水饮属于阴邪，由于上焦的阳气不足，因此在正邪交争下，出现"阴占阳位"的上逆表现。从方证特点的角度，一方面是中焦停饮的表现，一方面是水饮上逆的表现。从治疗的角度，鉴于水饮上行欲从上散而除，故因势利导，全方治用辛温升法，上焦阳气不足，则用方中的桂枝甘草汤亦可对应治疗。

脉证特征：左侧关部中、沉位太过脉（沉紧）。

脉证解读：

病属实证，故表现为太过脉；病在中焦，故太过脉表现于对应的关部中位、沉位；人体正气欲通过升散的方向祛邪，所以太过脉主要表现在左手。病机属于水饮证，所以脉象为沉紧的水饮脉，紧脉提示患处正邪交争剧烈，正气也相对较足。

临床此方脉证往往在双侧的关部均可候得太过脉，但仍以左侧更为有力，并且均有水饮脉的征象。此外，由于本方病机兼有上焦阳虚和水饮上逆，因此在左手寸部会表现为沉迟无力或浮而濡，其中沉迟无力是病机上焦阳虚比较明显的情况，浮而濡是水饮上逆比较明显的表现。

临床把握此方脉证，以关部候得太过的水饮脉为特征，或兼有左手寸部的异常。

脉证鉴别：

此方与五苓散均为常用治水之方。此方关部中位、沉位的太过脉会更为有力，且关部的太过脉左手会大于右手。出现这样区别的原因是此方为散水之法，五苓散相对偏于下水之法。此外，左手寸部的异常也有不同，五苓散会出现浮脉，而此方左手寸部一般不会出现浮脉。

此方脉证应与方药组成非常相似的茯苓桂枝甘草大枣汤、茯苓甘草汤、茯苓泽泻汤进行鉴别。茯苓桂枝甘草大枣汤的太过水饮脉位于尺部，且寸部更为无力；茯苓甘草汤的左手关部应指更有力；茯苓泽泻汤则是寸、关、尺三部的沉位更为有力。

经方中治疗水饮之方颇多，具体参考上文提及的治水四法，结合仲景阴阳脉法在临床中鉴别体会，以求准确高效地应用。

第七节 阳盛（降法）

1.葶苈大枣泻肺汤

脉证图：

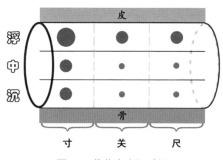

图 50 葶苈大枣泻肺汤

方药组成：

葶苈（熬令黄色，捣丸如弹丸大），大枣（十二枚）。

上先以水三升，煮枣取二升，去枣，内葶苈，煮取一升，顿服。

病机：实热证（上焦）

阴阳盛衰：阳盛

方解：

针对上焦实热证的病机，此方药用辛苦寒的葶苈子，以降下实热之邪，配以甘味的大枣，以求邪气正复。此方总体属于苦寒下法。

方证：肺痈、咳喘等。

方证解读：

实热壅盛于上焦，仲景书中记录为"肺痈"。火性上炎，因此表现为气机上逆诸症，比如咳、喘等。此方立法为针对居上的实热以泻之。

前文多处涉及对咳喘症状的解读，咳喘是人体正邪交争的反应，多为人体正气向上升散导致的症状表现，而此方证同样是咳喘的症状，为何却用苦寒下法呢？

这是因为，此方证的咳喘是邪气留滞阻碍气机的升降导致的，其治疗不能用升散，反而应当用苦寒降法，何以知之？

据脉证表现为右手脉太过可知。右手脉太过，即提示人体正气欲通过降下的方向祛邪，可见仲景阴阳脉法对判断治疗方向的重要指导价值。

脉证特征：右手寸部太过脉（滑数）。

脉证解读：

寸部与上焦、滑数与实热、右手的太过脉与苦寒降法分别一一对应。

脉证图中分别于右手三部的浮位、右手寸部的浮中沉三位均标识了太过脉，是临床的实际感受，但仍旧有右手寸部的浮位最为有力，或者右手寸部的浮位、中位同样最有力为特征，中位的太过脉提示是实热，浮位的太过脉提示热邪上逆。

脉证鉴别：

从相似脉证的角度，此方脉证应与越婢加半夏汤脉证进行鉴别。两方均表现为右手寸部出现太过脉，主要区别在于此方更为数急，也就是说脉动更为有力，而越婢加半夏汤证的脉证表现为右寸脉更为拘急，并且后者经常会出现溢脉，就是寸部的太过脉向上延伸迂曲超过腕横纹的高度。

从治疗肺痈的角度，临床仍需与另一张常用方千金苇茎汤进行鉴别。同样是肺痈，此方证的症状表现热邪上逆更明显些，脉证上右侧寸部的浮位相较后者更为突出，而千金苇茎汤的脉证在右侧寸部的中位、沉位更为突出。

从治疗咳喘的角度，临床可以据脉证与小青龙汤等进行明确的鉴别。此方是右手寸部太过并数急，而后者太过脉表现在左手脉太过；治法上，此方是苦寒下法，而后者是辛温升法。两方虽然治症很相似，但脉证却很容易鉴别。

2. 大黄黄连泻心汤

脉证图：

大黄黄连泻心汤 (右手)

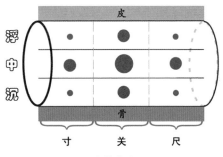

图 51　大黄黄连泻心汤

方药组成：

大黄二两，黄连、黄芩各一两。

上三味，以水三升，煮取一升，顿服之。

病机：实热证（中焦）。

阴阳盛衰：阳盛。

方解：

针对中焦实热证的病机，此方药用大黄、黄连，两者均为临床常用苦寒药，兼以苦平之黄芩，整张方属于典型的苦寒下法，可用于降下中焦的实热。《伤寒论》中的大黄黄连泻心汤无黄芩，此处以《金匮要略》中的泻心汤方药组成为准。

方证：心下痞、面红、衄血等。

方证解读：

正邪交争于中焦故出现心下痞；面红、衄血等症为停于中焦的实热之邪热势上涌的临床表现。症状是正邪交争的反应，临床如何判断这里的面红是热势上涌，而并非人体正气欲升散邪气的表现呢？

完全根据症状，确实不好判断，但根据脉证，就可以清晰地判断出人体正气祛邪的方向，从而可以因势利导进行治疗。

脉证特征：右关太过脉（中脉，滑数）。

脉证解读：

病属实证，故表现为太过脉；正邪交争于中焦，所以太过脉表现在对应位置的关部、中位；正气欲通过降下的方向祛除邪气，所以太过脉位于右手；滑数是实热证的具体脉象，其中最重要的特征是脉动有力。

脉证图中，从寸关尺的角度，关部显著；从浮中沉的角度，中位显著。

脉证图中，在右手寸关尺的浮位中，以关部的浮位最为有力，并且属于太过脉，所以在仲景书中记录的此方脉证是"关上浮"。这里强调，仲景书中的记录是指在关部的浮位很容易触及脉动，但并非真正意义上的浮脉，最强脉动在浮位者方为浮脉，而此方脉证右关部的最强脉动实际是在中位。

由此也可见，完全根据后世对脉象的界定来理解仲景书中的脉诊记录，往往容易出现错误。

脉证鉴别：

此方脉证在临床当中很容易把握，需要明确的是，临床当中，有时在右侧寸脉的浮位也可以触及一个比较急促的脉动，这是热势上涌的表现。这时需要与右侧关部中位的脉动进行对比，关部更强者才是此方脉证，如果是寸部的更强，则必然不是此方脉证。

3. 黄芩汤

脉证图：

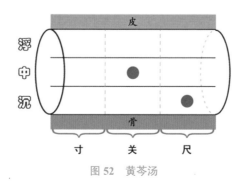

图 52　黄芩汤

方药组成：

黄芩三两，芍药二两，甘草二两（炙），大枣十二枚（擘）。

上四味，以水一斗，煮取三升，去滓，温服一升，日再夜一服。

病机：实热证（中焦、下焦）。

阴阳盛衰：阳盛。

方解：

此方病机为中焦、下焦实热证，方中用苦平的黄芩、芍药以降下实热，甘平的甘草、大枣以补益，从而实现邪去正复的治疗目的。

全方属于苦寒降法，用于治疗属于阳盛的实热证。

方证：下利、腹痛等。

方证解读：

邪气停于中焦、下焦，人体正气与之抗争，所以表现为腹痛；正气欲通过降下邪气的方向将其祛除，所以表现为下利。针对正邪交争的状态，方用黄芩汤助正降下邪气，则邪去正复而症已。

黄芩汤方虽然组成简单，但是由于在仲景书中有"太阳与少阳合病"，所以对理解黄芩汤的病机造成了困难。实际上，通过两个角度来认识黄芩汤，其病机是非常明确的。

首先，仲景书中仍记录黄芩汤可以"彻其热""除其热"，兼以方中重用属于苦寒降法的芍药、黄芩，这就明确提示其属于苦寒降法的实热证。

其次，从仲景书中所论来看，黄芩汤是由柴胡桂枝汤化裁而来，黄芩汤证也可以是由柴胡桂枝汤证发展而来。按照六经辨证，柴胡桂枝汤被归于太阳与少阳合病，其中的小柴胡汤与桂枝汤均为升法，之所以这样治疗，是因为正邪交争，人体正气欲通过升散的方向将邪气祛除。但是虽然从症状表现上与柴胡桂枝汤非常相似甚至相同，但是正气反而欲通过降下的方向将邪气祛除时，就需要将柴胡桂枝汤进行化裁治疗。将柴胡桂枝汤方中属于升法的柴胡、半夏、桂枝、生姜减去，再减去人参，属于升法的柴胡桂枝汤就变成了属于降法的黄芩汤。

在对黄芩汤的记录中，仲景明示"太阳与少阳合病"，这提示我们，一些黄芩汤证是由柴胡桂枝汤证发展而来，并且虽然病机已经转变为黄芩汤的病机，但是在症状表现上仍旧是柴胡桂枝汤证，也就是说，临床中，仅仅通过症状，就很难进行鉴别，而在直接反映病机的脉证上，区别就非常明显。

临床中，下利、腹痛可以见于多种病机，所以并非应用黄芩汤的特征性症状，因此，同样以把握脉证，脉证合参应用此方才更为准确。

脉证特征：右侧关、尺部中、沉位太过脉（滑、数）。

脉证解读：

根据上文提示，此方在临床应用时当与小柴胡汤、柴胡桂枝汤等进行鉴别，因为在症状表现上，此方方证可以表现得非常像柴胡剂的方证，但是在脉证上，区别非常明显。柴胡剂以左手关部出现太过脉为特征，而黄芩汤是以右手关部、尺部出现太过脉为特征，临床中非常容易把握。

这里提示，临床中表现为口苦、咽干等症，但脉证并非左手关部太过脉，反而是右手太过脉，则绝不是柴胡证，而黄芩汤证较多。具体再从脉证上详细鉴别，即可准确选用方药。

黄芩汤当与小承气汤、大承气汤、大黄黄连泻心汤等属于苦寒降法的经方脉证进行鉴别。诸方均为在右手出现太过脉为特征，相对来说，其余三方的右手关尺部的沉位较黄芩汤更为有力，再结合方证，临床可以鉴别。

4. 越婢加半夏汤

脉证图：

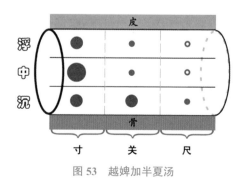

越婢加半夏汤(右手)

图 53　越婢加半夏汤

方药组成:

麻黄六两,石膏半斤,生姜三两,大枣十五枚,甘草二两,半夏半升。

上六味,以水六升,先煮麻黄,去上沫,内诸药,煮取三升,分温三服。

病机:水饮证(上焦、中焦)。

阴阳盛衰:阳盛。

方解:

此方由越婢汤加半夏组成。此方主体是用苦温属于升法的麻黄,配伍辛微寒而质重属于降法的石膏组成,具体为下水之法;配伍辛温的生姜、半夏温里化饮;甘草、大枣养阴生津。方中麻黄与石膏的配伍,是经方中一种非常特殊的配伍方法,石膏质重能够降气,但单味药直接作用于人体的部位是中、下焦,而麻黄苦温力量上行,配合起来麻黄就能够把石膏降气的功效"牵引"到上焦,从而把上逆至上焦的邪气降下来。越婢汤的基础上再加上半夏,目的为解内停的水饮。全方属于针对实证、水饮证的下法,病机属于阳盛。

方证:目胀、目痛、头痛、咳嗽、喘、小便不利等。

方证解读:

水饮停于上焦,正邪交争,邪气上逆,故可出现目胀、目痛、头痛、咳喘等症;水饮内停,可有小便不利的表现。

此外,水饮停于中焦而上逆,也可以出现以上诸症。

患者一派水饮上逆的症状,但应用此方却为降法,依据何在?何以判断正确的治疗方向?唯有依据脉证方有客观依据。

脉证特征:右寸太过脉(中位)。

脉证解读:

病属实证,故为太过脉;病机属于上焦水饮证,或者是中焦的水饮上逆至上焦,所以太过脉位于寸部;正邪交争,正气欲通过降下的方向祛除病邪,所以太过脉表现在右手。

表现于寸部的太过脉是由中焦水饮上逆所致,所以最强脉动在中位。临床中,也有些最强脉动表现在浮位。

临床中，此方脉证可见双侧寸脉均太过，关键点是，左右对比以右侧太过更为显著。另外，此方脉证中的右侧尺部往往是明显无力的不及脉，临床需认真体会。

需要说明的是，仲景书中提示的脉象有些往往是大致的方向，需要在临床中体会。比如原文提示越婢加术汤是脉沉，而越婢加半夏汤却是脉浮大，在此仲景是为了提示我们鉴别两方的脉证。实际越婢加半夏汤的脉为右寸脉太过而其余部位的脉沉紧。这也说明，仲景为经方应用脉诊提供了重要的方向，并且其研究的成果有极高的参考价值，但具体应用时可以参考仲景指出的方向，具体细节仍需后世不断发展和完善。

脉证鉴别：

越婢汤证为表里皆有水饮，恶风、身肿、脉浮为表有水饮的表现，不渴为里有水饮的表现，由于已经兼有自汗出的症状，多汗就会伤津液，如果再用辛温汗法治水，则必伤津液而水饮不除，这时唯有选用一种引表（上焦）之水直接下行的治法，从而达到饮除、汗止而不伤津之效。越婢汤就是如此作用的一张方。

越婢加半夏汤与越婢加术汤两方均有"不渴"症状，同为用下水之法治里水之方。越婢加术汤中加苦温的白术，较越婢汤增下水之力；越婢加半夏汤证里饮上冲，故脉浮大，故加半夏增加化里饮的力量。

从脉证的角度，越婢汤右侧寸脉比较有力，越婢加半夏汤的右侧寸部太过脉更为有力，而一部分越婢加术汤的脉证表现为右侧寸脉并不显著，甚至会出现沉脉，相对更突出的表现反而在右侧的关部的中、沉位。

从症状表现的角度，越婢汤证可有汗，可无汗，而越婢加术汤是多汗，越婢加半夏汤是无汗，其区别点有似太过脉表现于左侧寸部的葛根汤、桂枝汤与麻黄汤。

具体出现这样的症状、脉证的差异，是因为三方皆为水饮，但越婢加术汤属于上有汗泄，更伤津液，此时应当加用苦味下行的白术，从而可以达到固表、敛汗、降水饮的功效；而越婢加半夏汤证的表是闭的，这时就可全力祛邪，越婢汤介于两者之间。也正是这样的原因，越婢加术汤更适合应用于内有水饮上逆，且表现为多汗的虚劳患者。

此方当与同样表现为右寸太过脉的栀子豉汤脉证进行鉴别，主要区别点在于此方脉证中的右寸脉为水饮脉，而栀子豉汤为指向实热病机的滑数脉，结合方证，临床应用不难鉴别。

第八节 阳盛（水、降法）

1. 泽泻汤

脉证图：

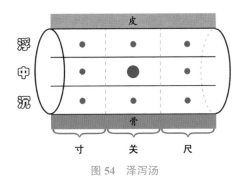

图 54 泽泻汤

方药组成：

泽泻五两，白术二两。

上二味，以水二升，煮取一升，分温再服。

病机：水饮证（中焦）

阴阳盛衰：阳盛

方解：

针对中焦水饮证的病机，方中重用甘寒的泽泻，配以苦温的白术以降下水饮。

方证：冒眩。

方证解读：

仲景书中明确提示，此方证的病机为"心下有支饮"，即中焦水饮证。

水饮之邪停于中焦，人体正气奋起与之抗争，水饮之邪上犯而出现"冒眩"的症状，此时可以用降下水饮的泽泻汤来治疗。

这其中有两个问题，第一个问题，何谓冒眩？

《说文解字》曰："冒，覆也。"就是覆盖的意思，受河北中医学院刘保和教授对此方主症的启发，结合笔者临床观察，这类病人往往确实有一个特殊的症状，表现为头昏昏沉沉的，且有额头或头顶盖着或贴着一层东西的感觉，这是泽泻汤方证的一个特征性症状。

第二个问题，何以明确此方证应当用降法治疗呢？

前文已述，苓桂术甘汤同样可以治疗中焦水饮证，并且方证表现中同样有头眩的症状，但是其治疗的方向属于辛温升法，具体为升散水饮。而此方无论从病机上，还是从方证表现上，均与苓桂术甘汤几乎一样，临床中也确实非常难以鉴别，此方的治法却属于降下水饮的治疗方法，为什么这样治疗？采取不同治法临床判断客观的依据是什么？

答案是，根据脉证，就可以准确判断在正邪交争中，正气欲祛除邪气的方向，从而可以因势利导，应用方药助正祛除邪气。

脉证特征：右关太过脉（弦、中脉）。

脉证解读：

我们结合上面提出的问题来认识此方的脉证。

症状同样为眩晕，临床中，属于泽泻汤证的病机，就会出现客观反映泽泻汤证病机的脉证，具体如上图所示。

图中最强脉动为太过脉，提示为实证；最强脉动的太过脉位于关部的中位，提示正邪交争于中焦，正邪交争之处，就是邪气所在之处；依据仲景阴阳脉法，最强脉动的太过脉位于右手，提示就应当用降法治疗；结合太过脉的具体脉象表现为水饮脉中的弦脉，就明确此证的病机为水饮，并且应当用降水之法来治疗。进一步结合冒眩的症状表现，脉证合参，就可以确定应用泽泻汤。

脉证鉴别：

泽泻汤证和五苓散证的病机中均有水饮证，并且都会在右手关部出现太过脉，临床脉证的鉴别以五苓散证另有左手寸部的太过脉，而泽泻汤没有这样的脉证表现，非常容易鉴别。

本方脉证当与其他治疗水饮证的脉证鉴别。具体见下文。

2. 桂枝去桂加茯苓白术汤

脉证图：

桂枝去桂加茯苓白术汤 (右手)

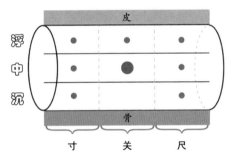

图 55　桂枝去桂加茯苓白术汤

方药组成：

芍药三两，甘草二两（炙），生姜（切），白术、茯苓各三两，大枣十二枚（擘）。

上六味，以水八升，煮取三升，去滓，温服一升，小便利则愈。

病机：水饮证（中焦）。

阴阳盛衰：阳盛。

方解：

针对中焦水饮证的病机，此方应用苦平的芍药、苦温的白术配伍，以降下水饮，属于降法；另用淡味的茯苓，以渗泄水饮，属于升法，三药相配，协力祛除中焦之水饮，总体属于降水之法；另用甘草、大枣、生姜，以健运中焦、补中焦之虚。全方六味药合用，总体属于针对实邪的下法，共奏祛邪不伤正之效。

方证：胃脘疼痛、小便不利、颈项拘急等。

解读：

因为水停心下，"心下满微痛"是直接反映病机的症状；头项强痛、发热均为停饮上冲所致；中焦水饮难以自行消解，故表现为小便不利。

此方证中相对比较特殊的症状是头项强痛，临床当中遇到此症，很容易被先入为主地认为是表证，比如，葛根汤证、桂枝加葛根汤证、栝楼桂枝汤证等。实际上，无论从病机角度还是治法的角度，这些方证都与本方证有很大的区别。

以葛根汤为例，葛根汤证是外邪袭表，故人体鼓舞更多的气血达表抗邪，更多的气血充斥于表并在此与邪气交争，就容易出现头项强痛的症状；而本方却是停于心下的水饮上逆，攻冲到头项处，出现的头项强痛。

前方引起头项强痛的原因是患处气血津液的充斥，而此方证是水饮的充斥，前方的治法是把邪气散出去，而此方却是把水饮之邪降下去。那么，此方证的头项强痛能不能也用发汗的方法治疗呢？

答案是不可以。

因为已经有心下的停饮，过用辛温药物，不但不能将水饮升散出去，反而会引导停于心下的水饮上行，如此则病必不得解，因此，这里只能应用下水之法。

或有人问，同样是心下有停饮，治疗的方法却不一定都是下水之法，仍旧有温散水饮之法，比如吴茱萸汤证，其中道理为何？临床又应当如何准确地把握具体治疗的方向呢？

水饮证的治法，包括温散、温化、利水、下水等诸法，不同的经方多采用不同的治法，有的经方则包含了不止一种治法，相关机理会在具体方的脉证图解中详细阐释。

我们这里可以结合仲景书的记录，对此方证进行详细解读。

　　此方证往往是已经针对头项强痛应用汗法治疗过一段时间，此时在表之气血已久经耗伤，误用下法更是伤中下焦之气，此时再用汗法升散，则一定会进一步伤正而病不除，唯有用缓缓下水之法方为正途。临床中可以遇到的本方证，不见得会有仲景书所表述的误治经历，但仍旧属于正气不足，特别是在表气血不足的症状以及病机，通过脉诊也能帮助确认这样的基本情况。

　　具体临证时，能够针对每一个患者，如果都如此细致而准确地解读病机，当然也无可厚非。但是，针对日常的大量病患，会效率很低。如果我们在充分总结的基础上，应用仲景阴阳脉法，就可以直接通过脉证明确治疗的方向。比如，同样是治疗中焦水饮证，吴茱萸汤就是左手脉太过，桂枝去桂加茯苓白术汤就是右手脉太过，左手太过脉当用辛温汗法，右手太过脉当用苦寒下法，非常清晰明确且易于把握。临床当中具体对比双侧的太过脉，也是非常容易体会的，即使是一个没有任何中医基础的人，都能够现场感受并无误地得出可以重复的结果。

　　桂枝去桂加茯苓白术汤方证临床多见，包括多种疑难杂症。此方的脉证比较典型，临床容易体会和鉴别，脉证合参时可更多倚重脉诊。

　　脉证特征：右关太过脉（中位、弦）。

　　脉证解读：

　　病属实证，故为太过脉；关脉、中位对应邪在中焦，正气欲通过降下的方向祛除水饮之邪，所以太过脉表现在右手；水饮脉的脉象表现是弦脉。

　　脉证鉴别：

　　脉证图中最强脉动标识在右侧关部的中位，但并未用提示最大力量脉动的圆点，是提示此方证虽属实证，但相对来说，往往已经有正气的耗伤，最强脉动更多地表现为水饮的征象，而与像大黄黄连泻心汤之类的太过脉在力量上仍有差异。

　　此方脉证需要与半夏泻心汤及其类方进行鉴别。从病机上，此方为水饮停于中焦，而半夏泻心汤证的病机为气滞，应指最有力的脉动均表现在右侧关部的中位。具体区别点是，此方更偏弦，半夏泻心汤更短。

同为水饮停于心下，并且均为应用降下水饮之法，此方脉证与泽泻汤的脉证，从脉动的力量对比，此脉证的力量要大一些，并且右侧关部的沉位脉动力量也大于泽泻汤。

3. 枳术汤

脉证图：

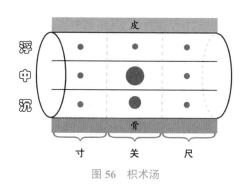

枳术汤(右手)

图56 枳术汤

方药组成：

枳实七枚，白术二两。

上二味，以水五升，煮取三升，分温三服，腹中软，即当散也。

病机：水饮证（中焦）。

阴阳盛衰：阳盛。

方解：

此方同样为中焦水饮证而设，仲景书中记录为"水饮所作"。方中白术苦温，既有补益的功效，更能降下水饮；枳实属于苦寒降法，降下水饮的力量更强，两药合用共奏攻下中焦水饮之功。白术之温，缓枳实之寒，白术之补，缓枳实之泄，两药均为苦温，共下水饮。

方证：心下坚满。

解读：

水饮停于中焦，并且正气不虚，正邪交争，心下坚满是直接反映病机的症状。本方除了能够治疗中焦的停饮以外，还可以治疗中焦的食积证，仍旧属于下法。

在仲景书中，对此方的方证记录为"心下坚大如盘，边如旋盘"，即详细记录了此方的心下坚满程度比较重，不同于五苓散证的"心下痞"、桂枝去桂加茯苓白术汤证的"心下满微痛"，临床作为鉴别的参考。

仲景书中，对有些方的方证记录比较少，但临床中有大量的应用机会，并且这样的患者往往根本就没有任何古人记录的症状表现，那么我们在临床应用的主要依据，就是能够直接反映其病机的脉证。

脉证特征：右关太过脉（中脉、沉脉、弦）。

脉证解读：

病属实证，故表现为太过脉；病位在中焦，故太过脉位于关部的中位；弦脉是水饮证的脉象。由于水饮结于中焦，且正气相对也充盛，所以往往右手关部的沉位也是有力的太过脉，所以图中一并标识。

本方脉证的特征，是在相应部位出现应指很有力的太过脉，并且具有水饮脉的特点。

脉证鉴别：

与五苓散的鉴别点在于，本方的右关太过脉更为有力，并且此方没有左寸的太过脉。

与附子汤脉证均会在右关部出现一个显著且比较局限的脉动，鉴别点在于，此方右关太过脉更为有力，属于超过正常健康脉的太过脉，而附子汤证右手最有力的脉动也是没有超过正常健康脉的不及脉，并且没有其余诸脉沉而无力。

与大黄黄连泻心汤的鉴别点在于，此方右关部是水饮脉，比较拘急，而大黄黄连泻心汤是右关部滑而数，特点是脉来急促。针对食积证，两方均可应用，但脉证不同在于大黄黄连泻心汤应指更为有力。

本方脉证与泽泻汤脉证、桂枝去桂加茯苓白术汤，均表现为右手关部太过，从特征上，三者非常相似，但是此方脉证最为有力，且右手关部沉位也属于太过脉。

第九节 阴虚（降法）

1. 桂枝甘草汤（升法）

脉证图：

桂枝甘草汤（左手）

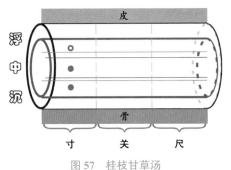

图57 桂枝甘草汤

方药组成：

桂枝四两（去皮），甘草二两（炙）。

上二味，以水三升，煮取一升，去滓，顿服。

病机：阴虚证、津液虚证（兼阳虚证）。

阴阳盛衰：阴虚（兼阳虚）。

方解：

此方的病机以及治法均相对比较特殊，仲景书中以一个具体案例来讲解此方。

《伤寒论》："发汗过多，其人叉手自冒心，心下悸，欲得按者，桂枝甘草汤主之。"临床中，患者病机本不应当用发汗的方法治疗，结果被误用了汗法，或者过用了汗法之后，出现了一系列的症状，而这些症状均与过用发汗法有关。

汗法属于一种向上升散邪气的治疗方法，过用汗法会导致人体大量出汗，一方面会伤及人体津液，另一个方面当然也会耗伤阳气。从程度上比较，一般以伤及津液属于其最直接的副作用，进一步误治，当然也会对阳气有所耗伤。因此，这种误治会导致阴虚证、津液虚证，也会导致阳虚证。从部位看，一般的汗出都是以人体上部为显著，所以最多的是伤及上焦的津液。

针对阴虚证、津液虚证，一般应用甘寒补益的降法，而此方重用辛温的桂枝配伍甘草，属于明确的辛温升法，究竟是何原因呢？

从进一步准确表述此方病机的角度，具体为上焦的阴虚证、津液虚证为主，阳虚证为次，也就是说，典型的此方病机中既有阴虚还有阳虚，此时的治疗如果应用甘寒补益，则对阳虚的治疗不利，如果治用甘温补益，则对阴虚的治疗不利，此方就采取了一种特殊的治法。

桂枝甘草汤方中重用桂枝辛温升散，配以甘味的甘草补益，并且采取顿服的方式，力专效宏，可以快速地向上"引导"调动中、下焦的津液达于上焦，以快速缓解上焦津液虚导致的严重症状；另外一个方面，应用辛温的桂枝配伍甘味的甘草，还可以"填补"上焦的阳虚。仅仅药用两味，但却兼顾了两个病机，确实属于一种特殊的治法。

虽然此方涉及的病机较多，但仍旧是以阴虚、津液虚为主，属于阴阳盛衰的阴虚。

方证：心悸、多汗、胸部欲按等。

方证解读：

仲景原文表述，误用汗法发汗过多容易出现此方证，这样的病人看似不容易在临床遇到，实际上也是比较容易在临床出现的。比较多的是三种情况：①过用了解热镇痛剂，比如发热的患者，或者是常年服用阿司匹林肠溶片者。②坚持长期体育锻炼，并且每次锻炼都大量出汗者。③是比较严重的熬夜所致。这三种情况都可以导致上焦的津液和阳气快速地耗伤，心悸就是这种病机下的临床表现。

一般的汗出大都是以人体的上部为显著，因此多汗会首先导致上焦阳气与津液的耗伤，临床中，这样的患者仍旧有多汗的症状，是因为处于一种失去控制的恶性循环状态。

胸部欲按是在上焦阳气、津液不足的病机下，人体自救的一种反应性症状，患者会不自觉地出现这样的症状表现。临床中，患者往往表现为喜欢俯卧睡觉，或者喜欢在胸部抱一个抱枕等，这些均属这个症状。

脉证特征：左寸不及脉（沉细缓）。

脉证解读：

此方脉证图提示，左手的脉管细，是阴虚、津液虚的脉诊表现；左手寸部无力，是上焦阴虚、津液虚的表现；左手关尺部脉动力量留空，提示这些部位的脉动力量属于正常。

病属虚证，所以表现为不及脉；病机为上焦虚，所以表现为寸部不及脉；不及脉表现在左手，是阴虚、津液虚的表现。

病机中仅有上焦阴虚、津液虚时，可以用此方治疗，所以这里仅提供左手脉特征的脉证图，临床实际感受为左手脉的脉管细，同时以左手寸部表现为一个非常无力的"塌陷"。

临床中，此方自然还可以既有阴虚也有阳虚的病机。其脉证表现除上图所示的左手脉特征外，进一步探查右手脉，也可以在寸部触及一个表现为"塌陷"的不及脉，但是，一定是左手寸部的不及脉较右手寸部的不及脉更为无力，才是此方脉证。

临床当中，此方证的症状表现比较有特点，脉证合参以后即可准确地判断此方证，因此具体遇到双手寸部脉动力量区别很细微的情况，也不必刻意对比左右手的寸部哪一侧更为无力。

此方属于针对症状与病机的一种"急则治其标"的特殊治法，据笔者临床所见，临床应用此方后可以快速起效，但是后续仍需根据脉证进一步治疗。

脉证鉴别：

此方脉证与甘草干姜汤脉证非常相似，但本方脉证是左侧更"塌陷"，而甘草干姜汤脉证是右侧更"塌陷"，结合临床症状很容易鉴别两张方的具体选用。

桂枝甘草龙骨牡蛎汤虽然从方药组成上看似是由本方加味而来，但是从桂枝与甘草的比例与加用重镇的药物，药物总体的治疗方向却是相反的，桂枝甘草汤属于升法，而桂枝甘草龙骨牡蛎汤则属于降法。从脉证上，后者表现为寸脉浮而躁动，也就是在寸部的浮位可以探及一个数急的脉动，在这点上是与桂枝甘草汤截然不同的。

与麦门冬汤脉证相比，两方均表现为左手寸部不及，但两方证在症状表现上却有显著的不同。

2. 芎归胶艾汤

脉证图：

芎归胶艾汤 (左手)

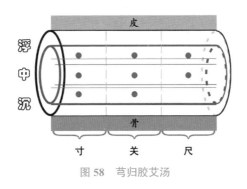

图 58　芎归胶艾汤

芎蒻二两，阿胶二两，甘草二两，艾叶三两，当归三两，芍药四两，干地黄四两。

上七味，以水五升，清酒三升，合煮，取三升，去滓，内胶，令消尽，温服一升，日三服，不差，更作。

病机：血虚证、血瘀证（下焦）。

阴阳盛衰：阴虚。

方解：

河中水少，则流动自然减缓，同理，血虚则容易导致血瘀，血瘀则会影响正常的血液濡养作用，导致血虚，因此，临床中血虚证与血瘀证两种病机往往相互影响同时并存，芎归胶艾汤就是一张能够治疗如此病机的经方。

此方主体由两个部分组成，方中干地黄、芍药、当归、甘草、阿胶有养血功效，可以治疗血虚证；艾叶、芎劳、清酒具有行血之功，用于治疗血瘀证，全方总体偏温。

属于阴虚的病机，一般应用甘寒降法，而此方则同时具有行血和补血两个方面的治疗作用，可以理解为蕴含了甘寒降法和辛温升法两种治法，全方具有降中有升、补而不滞的特点，属于在阴虚病机下的血瘀证。

方证：月经淋漓，腹痛，面色苍白等。

方证解读：

月经淋漓不断、腹痛，是血虚证和血瘀证共同作用的症状表现；面色苍白，是血虚证的表现。

在如此病机下，临床还会出现许多纷繁复杂的症状，实际难以全面而准确地总结和表述，临床应用此方以脉证合参为佳。

脉证特征：左手脉不及而最强脉动位于左手尺部的沉位（细、涩）。

脉证解读：

病属虚证，所以脉证总体表现为不及脉；不及脉更显著地表现在左手，是阴虚病机的体现，具体为左手脉细；最强脉动位于尺部的沉位，是血瘀证的脉诊表现；在总体不及的前提下，最强脉动表现在左手，是人体正气针对血瘀证的病机欲通过温通升散方向治疗的征象。

临床应用此方，以把握脉证特征为左手脉细，同时最强脉动位于左手尺部的沉位为特征，结合症状表现可以快速判断。

脉证鉴别：

此方虽然方证并无特殊表现，但是结合脉证仍旧可以准确应用，并且临床此类病症较多，注意脉证结合。

同样是血虚证，临床可以与当归四逆汤证通过脉证进行鉴别，在都是左手脉细的基础上，最强脉动在左手尺部的沉位为本方应用的指证，而当归四逆汤是以左侧寸脉最为细而无力为指证。

3. 防己地黄汤

脉证图：

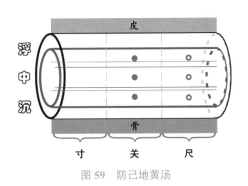

防己地黄汤(左手)

图 59　防己地黄汤

方药组成：

防己一分，桂枝三分，防风三分，甘草二分。

上四味，以酒一杯，浸之一宿，绞取汁，生地黄二斤，㕮咀，蒸之如斗米饭久，以铜器盛其汁，更绞地黄汁，和分再服。

病机：阴虚证（下焦）、虚热证。

阴阳盛衰：阴虚。

方解：

此方为仲景书中重用地黄第一方，生地黄用量达到二斤。生地黄甘寒质重，甘味可以滋补阴液，质重能够降下，寒性可以清热，所以适用于阴虚证，也适用于阴虚导致的虚热证，对于虚热证导致的神志类症状，具有滋补敛降的双重治疗功效；方中防己、桂枝、酒均为辛味，属于升法，防风同样为升法，甘草之缓调和诸药。

从组成看，此方有升有降，那么总体是属于升法还是降法呢？或者说，这是一张升散邪气之方，还是一张滋补敛降重镇之方呢？

领会此方，首先要注意药量的配比，方中生地黄一味药的用量是二斤，折合今天的重量就是大约 500g 左右，汉代一分约是现在的 4g，防己、桂枝、防风三味药均为升法，共计 7 分，约 28g，具有升散邪气作用的酒也仅一小杯而已，按照 20 克计算，属于升法的药物总量为 48g，可见，属于降法的药物总量是升法药物总量的 10 倍，此方为明确的降法，重在应用生地黄滋补敛降重镇。

那么，既然是为了滋补敛降重镇，为何方中还用多味升散的药物配伍呢？

我们知道，生地味甘，药用部位是地下根茎，擅长入于下焦而滋补，同时，生地性寒质重，大量服用单味生地，会直接将药物作用于下焦而导致健康人腹泻。而此方证的病机中，除了有下焦的阴虚较重，需要重用生地以外，还有由于阴虚较重而出现的虚热上扰的病机，因此，需要用质轻升散的药物将生地质重清降的力量"带到"上焦，从而既符合病机，也对此病机下出现的严重症状有治疗作用。

方证：烦躁、面红等。

方证解读：

阴虚而虚热上扰，可以导致烦躁、狂躁、失眠等，也可以导致面红的症状。

此方一方面可以滋补下焦之阴，另一方面可以敛降浮而上扰之虚热，因此，特别擅长治疗精神类症状。

本方的临床治症非常广泛，临床把握阴虚的病机，并且是以阴虚基础上出现的虚热证为特征性表现者，均有应用此方的机会。鉴于治症广泛的难以把握，临床体会此方脉证非常重要。

脉证特征：左手脉不及（细而无力），而左尺最为无力、左寸最为有力。

脉证解读：

病属虚证，故脉为不及，具体表现为细而无力；左手脉不及提示阴虚证的病机；由于病机为下焦阴虚，所以左尺最为无力；阴虚而虚热上扰，所以左手的不及脉中，最有力的脉动位于寸部；病机属于以下焦虚为主要特征，所以左侧尺部最为无力。需要注意，虽然左手最强的脉动位于寸部，但这是在左手总体脉不及的前提下，所以虽然左手寸部脉最有力，也是没有超过正常健康脉的力量，图中以留白表达。

因为虚热上亢的程度不同，所以脉图中左侧寸部的浮位、中位、沉位均进行了标识，此处提示，往往是于浮位最为明显，其他两个位置会相对弱一些。

仲景书中对此方脉证记录为"其脉浮"，表达的意思就是左手寸部的脉最容易触及，且往往是浮脉。临床中，如果左寸部的浮脉属于太过脉，则必然不是此方证，如果表现为右手的寸部浮而不是左手，同样必然不是此方证。在此方证下，即使右手寸部出现浮脉，也一定要有左手寸部的浮脉，并且是左手寸部的脉动力量要大于右手。由此可见，仲景书中对脉证的记录，需要我们根据临床实际进一步的界定，以准确地指导临床应用。

此方脉证中左寸部很多情况下是表现为溢脉，在此提示，仍旧纳入寸部分析即可。

脉证鉴别：

精神类疾病也是临床常见病种，而精神类疾病往往是由热而起，其中一些是由于实热，一些是由于虚热，防己地黄汤方证就是从虚热角度论治精神类疾病的代表方之一。临床当中鉴别此类疾病究竟是由于实热还是虚热，通过症状并不好鉴别，但据脉而定就非常清晰。治用苦寒下法的实热证，会在右手出现太过脉，治用甘寒下法的虚热证，会表现为左手不及脉，因此，根据左右手的区别就可以明确地判断辨证和治疗的方向。

在同样是脉细的情况下，应用此方当与其他滋阴补益之方进行鉴别，主要的区别是此方在阴虚的基础上，虚热之征比较明显，即左侧寸部脉动力量最大或为溢脉，比如炙甘草汤、麦门冬汤等的脉证则是在寸部出现不及脉，区别是比较显著的。

临床中此方应用的机会较多，不限于前文提示的症状范畴，可以更多地据防己地黄汤的脉证直接应用，多可获得良效。

第十节 阳虚（升法）

1. 半夏泻心汤（气滞）

脉证图：

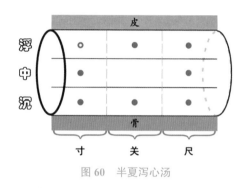

半夏泻心汤（右手）

图 60 半夏泻心汤

方药组成：

半夏半升（洗），黄芩、干姜、人参各三两，黄连一两，大枣十二枚（擘），甘草三两（炙）。

上七味，以水一斗，煮取六升，去滓，再煮取三升，温服一升，日三服。

病机：气滞证（中焦）

阴阳盛衰：阳虚

方解：

半夏泻心汤由三部分药物组成，分别为辛味的半夏、干姜，苦味的黄连、黄芩，以及甘味的人参、甘草、大枣。苦味药和辛味药配伍，通过升降两个方向发挥药力，以治疗中焦的气滞证，这种苦辛相配的治法，被古人称为"解结"，即解开中焦的气"结"；甘味药补益中焦。全方合用，既能解中焦之结，又能补中焦之虚。全方总体是在甘味补益的基础上，配伍辛味药，故总体属甘温升法，阴阳盛衰的病机属于阳虚。

方证：上呕、中痞、下利。

方证解读：

邪结中焦，闭塞不通，故出现心下痞；正邪交争，正气欲祛邪从上焦而出，故出现呕吐，正气欲祛邪从下焦而出，出现下利。

需要说明的是，虽然心下痞满是与病机联系最密切的症状，但由于部分病例的心下痞满程度较轻，腹诊能够探知较轻程度的心下痞满，即使患者没有心下痞满的主诉，结合脉证与其他症状仍可诊断为此方证。

此外，此方证在临床中会出现许多寒热错杂的症状，唯有据脉证判断符合此方证的病机，才有应用的机会。

脉证特征：右手不及脉，且最强脉动在右关部中位。

脉证解读：

病属虚证，故为不及脉；病机为阳虚，所以不及脉表现在右手；在阳气虚的总体病机下，正邪交争于中焦，所以最强脉动位于右手关部的中位，虽然此处的脉动力量最大，但仍旧属于脉动力量没有超过正常健康脉，图中以留白表示。

此方脉证具体表现为右侧"聚关脉"，即右寸、尺都无力，而其中最有力的部位是右关部中位。

脉证鉴别：

临床中常见的胃脘满闷等症状，有较大比例为此方证。也就是说，此方所治是临床当中发病率很高的常见病，比如慢性胃炎、反流性食管炎等。因此，精准地应用此方具有很高的临床意义。

首先，临床应当与其他能够治疗心下痞的诸方进行鉴别。

大黄黄连泻心汤等用苦寒下法诸方的脉证右关应指更为有力，理中汤的右关相对边界不清，其余如五苓散、泽泻汤等治疗水饮证的诸方，右侧关部的脉象应指更为拘急。具体对右关部脉象鉴别时，仍可把握此方脉证中右关最有力的脉动比较短的特点。

本方与甘草泻心汤、生姜泻心汤的治症非常相似，并且药物组成和脉证也基本相似，临床进行细致鉴别有利于方药更准确地对应，从而提升临床疗效。甘草泻心汤脉证的右手脉更总体无力些，生姜泻心汤的右手关部脉更为有力些。

黄连汤与此方组方相似，擅长治疗具有半夏泻心汤证且兼具腹痛的病症。临床脉证的区别是，黄连汤为在半夏泻心汤脉证的基础上，伴有左侧寸部的浮位也应指有力。

2. 真武汤（水饮）

脉证图：

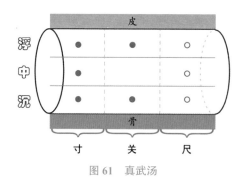

图 61　真武汤

方药组成：

茯苓、芍药、生姜各三两（切），白术二两，附子一枚（炮，去皮，破八片）。

上五味，以水八升，煮取三升，去滓，温服七合，日三服。

病机：下焦阳虚证（主）兼中焦水饮证（次）

阴阳盛衰：阳虚

方解：

针对下焦阳虚证的病机，药用辛温的炮附子以温补，属于甘温升法；针对中焦水饮证的病机，用两组药物从两个方向以祛除之，一组是淡味的茯苓和辛温的生姜，以升散之，属于辛温升散水饮之法，另一组是用苦温的白术和苦平的芍药，以降泄之，属于降水之法，两个方向的药物合力，解中焦水饮之结。

全方病机以阳虚证为主，属于阴阳盛衰中的阳虚，总体治法属于甘温升法。

方证：心下悸、咳嗽、下利、小便数、小便不利等。

方证解读：

此方治症颇多，仲景书中为了准确表述此方方证，用了多个或然症，这些症状也看起来没有任何联系，所以临床应用并不好把握。

由于水饮就停在中焦心下，所以表现为心下悸；从诸多临床症状看，我们就知道，人体正气是通过向上升散和向下敛降两个方向同时作用来祛除水饮的。正气向上、向外升散水饮，就会出现气机上逆的咳、呕、头眩、四肢沉重疼痛、身瞤动等症状；正气向下降泄水饮，就会出现下利、小便利等症状。水饮就停在中焦，正邪交争，所以表现为腹痛的症状。

之所以出现这些症状，是由于在下焦阳虚的基础上水饮停于中焦，因此，在治疗上，一方面要温补下焦，另一个方面要分别应用向上升散和向下敛降两个方向的药物，解开并祛除中焦之水饮。

临床中，仅凭一两个症状很难准确判断此方的应用，而综合诸多纷繁复杂的症状，同样很难准确判断，所以结合脉证是应用本方的重要路径。

脉证特征：右手脉总体不及（无力，其中右手尺部最为无力）兼右手关部最为有力（弦、濡，中脉）。

脉证解读：

病属虚证，所以脉总体不及，表现为无力；病机总体属于阳虚，所以表现为右手脉最为无力；病机中有下焦阳虚证，故以右手尺部脉最为无力，具体临床感受像一个"塌陷"；由于水饮停于中焦，所以最有力的脉动位于右手关部的中位，其脉象表现为水饮脉，具体为弦或濡。

临床体会此方脉证，以右手尺部无力最为容易触及，之后再仔细分辨右手关部的水饮脉。

这里需要注意，虽然真武汤右手关部的脉动力量最大，但仍旧是脉动力量没有超过正常健康脉的不及脉。

脉证鉴别：

此方与附子汤从病机上、方药组成上均极为相似，临床应当鉴别，具体见下文。

真武汤脉证也应与临床常见的四逆汤脉证进行鉴别，主要区别是四逆汤脉证中没有右手关部最有力的脉动。

3. 附子汤（水饮）

脉证图：

附子汤 (右手)

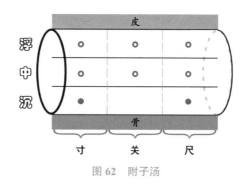

图 62　附子汤

方药组成：

附子二枚（炮，去皮，破八片），茯苓三两，人参二两，白术四两，芍药三两。

上五味，以水八升，煮取三升，去滓，温服一升，日三服。

病机：阳虚证、水饮证（中焦）

阴阳盛衰：阳虚

方解：

仲景书中记录此方病机为"留饮"，具体为中焦阳虚证、水饮证。

针对中焦阳虚的病机，药用炮附子以温补中焦之阳；正是由于中焦的阳虚，所以中焦温化水饮的功能不足，水饮之邪停于中焦，方中用淡味的茯苓、辛温的炮附子升散水饮，结合苦味的白术、苦平的芍药降下水饮，两个相反作用方向的药物合力，已解中焦之水饮；此外，再用甘味的人参，配合炮附子以补中焦之虚，共奏邪去正复、标本兼治之效。

在水饮证的病机下，此方证比较特殊，这种水饮被称为"留饮"。留者，守而不走，之所以被称为留饮，一方面是因为水饮证较重，另一方面是中焦阳虚明显。针对这种留饮的病机，古人也采取了比较特殊的治法。基于中焦阳气不足，则不能过用耗气的辛温药物，因此选用大量的附子温阳，并且炮制附子减其辛味，同时加用芍药以制约炮附子的辛散之力；与真武汤相比，此方将真武汤中辛温的生姜减去，加用甘味的人参，既能补益中焦，也能将所有药物的药力稳定在中焦；茯苓、白术，淡味与苦味相配，既能发挥利水的作用，也能使得药物的药力守而不走。诸药合用，则把大量既能温里化饮，又能利水的力量全部作用"留"在中焦，从而治疗固定在中焦的"留饮"。

方证：背部恶寒，心下痞等。

方证解读：

"邪之所凑，其气必虚"，正是由于中焦阳虚，水饮就更容易停在中焦；此外，水饮本身属于阴邪，易伤阳气，背部对应中焦的反应区，阳虚和水饮证局限在中焦，所以古人说"心下有留饮，其人背寒冷如手大"。临床中，附子汤证的背部恶寒症状，确实如古人所记录的，局限在背部对应于胃的位置，有巴掌大一块自觉冷凉，这是附子汤证的一个非常有特征性的方证。

中焦阳虚，且水饮"留"于中焦，可以导致心下痞。

此外，临床中，附子汤证还容易表现出纷繁复杂的症状，而这些症状均指向中焦阳虚证、水饮证的病机，结合脉证可以准确地诊断。

脉证特征：诸脉皆为沉而无力的不及脉，而其中以右关沉位最为有力（沉弦）。

脉证解读：

病属虚证，故诸脉皆为不及脉；病机为阳虚证，故以对应的右手脉不及为明显，表现为沉而无力；水饮"留"于中焦，故在右手关部的沉位表现为水饮脉，表现为沉弦；在阳虚的基础上，正邪交争于中焦，所以虽然诸脉皆为不及，但以右手关部的沉位相对最为有力，但仍旧为未大于正常健康脉力量的不及脉。

临床体会此方脉证，以在右手关部的沉位探及属于不及的沉弦脉，且余脉皆无力为特征。

此方脉证图中，标识脉动力量最大的部位是右手关部的沉位，留空此部位，提示此处虽然临床脉诊时最为有力，但仍属脉动力量没有大于正常健康脉。

在此需要特别提示，附子汤既能治疗上述的病机，也可以治疗下焦阳虚证、水饮证，这是因为附子质重，可以将药物的力量带到下焦。这样病机下的附子汤脉证，与上文所述有所不同，唯一不同点在于水饮脉并非位于右手关部的沉位，而是右手尺部的沉位。

脉证鉴别：

此方当与同样治疗水饮的五苓散、枳术汤、苓桂术甘汤等进行鉴别，具体相关脉证图。

真武汤从方药组成上与本方非常接近，从病机上同样为治疗水饮证，从脉证的特点上同样是脉沉，因此本方当与真武汤进行鉴别。

真武汤是一张涵盖了治疗水饮多种方法的代表方。针对水饮证，古人应用四种方法来治疗，第一种是下水之法，代表性的如十枣汤、越婢加术汤、枳术汤；第二种是升散之法，代表性的如吴茱萸汤、苓桂术甘汤；第三种是用大量的温性药物温化水饮，比如附子汤；第四种是通过利小便来利水的方法，比如泽泻汤。其中，下水之法和利水之法，属于降法，温化之法和升散之法属于升法。

真武汤从治法上，融合了后三种，包含了散饮、温化和利水之法。从所治病证上看，真武汤证同样是里有水饮，但这种水饮有上散与下行之势，与水饮留而不走的附子汤证有很大的不同，因此，真武汤证对水饮的治疗，属于针对正气欲除水饮的方向进行因势利导，从三个方向进行治疗。

从病机上，真武汤证的水饮由于有上散下利之势，那么在脉证上，也会客观地反应出来。从脉证上，两方均为诸脉沉而无力，但附子汤脉证相对更为无力，并且在右手沉位的水饮脉也有不同，附子汤的水饮脉比较短，局限在关部或尺部，并且相对更为有力，而真武汤脉证的水饮脉就会比较长。

临床结合方证，有利于鉴别两方的应用。附子汤证有一个比较特殊的症状，就是背部恶寒，并且范围局限在胃脘映射的背部，古人描述"如手大"，而真武汤证没有这个特殊方证表现。

第二章 双手"太过不及"

第一节 一"实"一"虚"，方向相同

1. 阴盛（主）+ 阳虚（次） 桂枝加附子汤

脉证图：

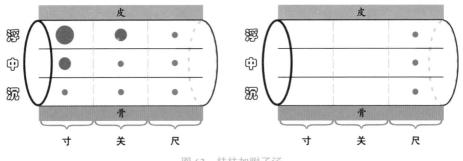

图 63 桂枝加附子汤

方药组成：

桂枝三两（去皮），芍药三两，甘草三两（炙），生姜三两（切），大枣十二枚（擘），附子一枚（炮，去皮，破八片）。

上六味，以水七升，煮取三升，去滓，温服一升。

病机：实寒证（上焦）兼阳虚证（下焦）

阴阳盛衰：阴盛（主）兼阳虚（次）

方解：

此方由桂枝汤增量甘草加炮附子组成。

方中桂枝汤的病机属于阴盛的实寒证，治法属于辛温升法，增量甘草配伍辛温的炮附子，为针对阳虚证而设，治法属于甘温升法。

在这两个病机中，以阴盛的实寒证为主，阳虚的阳虚证为次。

方证：在桂枝汤方证的基础上，另有多汗、疲乏等。

方证解读：

在仲景书中，以一个案例的方式记录了此方证："太阳病，发汗，遂漏不止，其人恶风，小便难，四肢微急，难以屈伸者，桂枝加附子汤主之。"

本来是太阳病桂枝汤证，但是应用了发汗力量更强的麻黄汤、葛根汤等，结果不但桂枝汤证未解，反而由于发汗过多，出现了漏汗不止。过于发汗耗伤人体的阳气，所以表现为恶风的症状比桂枝汤证更严重，过于发汗也会耗伤人体的津液，所以导致了小便少而难，四肢缺乏了津液的濡润，出现"四肢微急，难以屈伸"的症状。

桂枝汤证属于实寒证，被过于发汗之后导致阳气受损，则桂枝汤证更加难解，因此，针对误治后的治疗，就是在应用桂枝汤的基础上，另外加入炮附子，以温补阳气。

或有人问，桂枝加附子汤证中仍存在津液虚的因素，为何并未进行相应的治疗呢？

这是因为，针对津液虚的病机，一般应用甘寒药物治疗，且属于降法，此方证以升散邪气和甘温补益为第一要务，所以并不适合再加入甘寒之品。唯有祛邪温阳，待邪去阳复，再观其脉证，随证治之。

脉证特征：左手为桂枝汤脉证，兼右手尺部不及脉（无力）。

脉证解读：

此方病机为既有桂枝汤证的病机，又有附子证的病机，所以，左手表现为桂枝汤的脉证，右手是不及脉，为下焦阳虚证的脉证表现。

需要注意的是，虽然此方证包含两种病机兼夹，但是以左手寸部脉太过的桂枝汤证为主，右手尺部脉不及为次。临床中以左手脉较正常健康脉有力的程度，大于右手脉较正常健康脉不及的程度，因此，图中以圆点大小进行了提示。

此方病机中，仍有一定程度津液虚的病机，因此，如果精细对比，此方脉证中的左手脉相较于标准的桂枝汤证右手脉稍细一些。

脉证鉴别：

此方与桂枝汤脉证的鉴别，以此方兼有右尺部不及脉为要点。

临床中，由于此方方证表现与桂枝汤证非常相似，因此要与前文所述的桂枝汤相关类方的脉证进行鉴别。

2. 阴盛（次）+ 阳虚（主） 桂枝人参汤

脉证图：

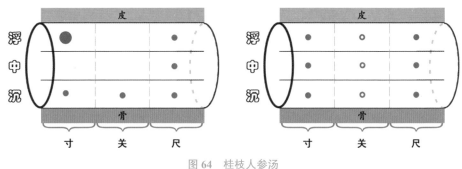

图 64　桂枝人参汤

方药组成：

桂枝四两（别切），甘草四两（炙），白术三两，人参三两，干姜三两。

上五味，以水九升，先煮四味，取五升，内桂，更煮取三升，去滓，温服一升，日再夜一服。

病机：实寒证（上焦）兼阳虚证（中焦）

阴阳盛衰：阴盛（次）兼阳虚（主）

方解：

此方由理中汤增量甘草加桂枝组成。

此方病机中有中焦阳虚证，所以方用理中汤以治之；病机中仍兼有上焦实寒证，所以加用桂枝以治之。辛温的桂枝可以升散邪气，也会导致气血的耗伤，本方证病机中本来就有阳虚证，所以另外再加入甘草以补益。

仲景书中对此方病机记录为"表里不解"。

方证：理中汤的方证，兼有桂枝证的表现。

方证解读：

前文已述，理中汤方证中可以有心下痞、下利等，在此基础上，另外有桂枝证的表现，即为此方证。

此处提示的桂枝证，与前文提示的桂枝汤证有所相似，但也有不同。临床此方证的桂枝证一般表现为腹部恶风等。

仲景书中对此方证的记录，几乎和理中汤证完全相同，临床依据症状表现并非容易鉴别，但是结合脉证，两者区别还是非常明显的。

脉证特征：左手寸部太过脉（浮、溢），兼右手关部不及脉（无力）。

脉证解读：

病机中有上焦实寒证，所以表现为左手寸部太过脉，具体脉象表现为浮脉或溢脉；病机中有中焦阳虚证，所以表现为右手关部不及脉，特点是脉动无力。

左手太过脉与药用桂枝对应，右手不及脉与药用理中汤对应。

需要注意的是，虽然此方含有两个病机，但是有主次之分，是以阴盛为次、阳虚为主，在具体脉证中，左手太过脉的脉动力量超过正常健康脉的程度小于右手不及脉小于正常健康脉的程度。对应在脉证图中，左寸太过脉并非为最大脉动力量的太过脉，右关不及脉为最小脉动力量的不及脉，如果颠倒主次，就不是此方的标准脉证，当然，如果调整组方药物的比例，也有应用的机会。

桂枝人参汤属于表里双解，适用于既有理中汤证又有表证，临床常见的腹痛、腹泻、胃脘胀满、发热及多种皮肤病等均有应用的机会。

把握桂枝人参汤的脉证是在理中汤脉证的基础上，进一步感受左侧的寸部浮位，如果此处仍有一个太过脉，就是桂枝人参汤证。

脉证鉴别：

此方脉证与桂枝加附子汤的区别是，此方是右手关部不及，而桂枝加附子汤是右手尺部不及。

当然，此方临床应用时，当与其他桂枝类方的脉证进行鉴别。

3. 阴虚（次）+阳盛（主） 麻子仁丸

脉证图：

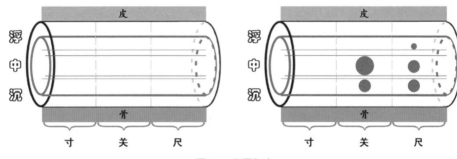

图 65　麻子仁丸

方药组成：

麻子仁二升，芍药半斤，枳实半斤（炙），大黄一斤（去皮），厚朴一尺（炙，去皮），杏仁一升（去皮尖，熬，别作脂）。

上六味，蜜和丸如梧桐子大。饮服十丸，日三服，渐加，以知为度。

病机：阴虚证兼实热证（中焦、下焦）

阴阳盛衰：阴虚（次）兼阳盛（主）

方解：

此方由两部分组成，苦寒的大黄、枳实配合苦温的厚朴、苦平的芍药，四药合用，为苦寒清热的降法，针对实热证的病机；麻子仁、杏仁为果仁，富含油脂，兼以甘味的蜜，为甘寒养阴的降法；全方合用共奏滋阴下热之效。

方证：大便硬、小便数等。

方证解读：

大便硬及小便数均为实热证的临床表现，同时，仅有阴虚证的病机，也可以出现这样的症状，正是这样的原因，如果临床中对众多类似这样症状的患者，仅据此即用麻子仁丸，必难以获得良效，主要是因为大便硬与小便数并非此方证的特有症状。

此外，仅凭实热证兼阴虚证即选用麻子仁丸，也往往不对证，其中的原因就在于方证、脉证并不对应。比如，单纯从病机角度考虑，下文所述的黄连阿胶汤同样为实热证兼阴虚证，此两方当然是不可以互用的。如果依据病机与原文表述很少的症状，就会将临床中许多符合应用此方的病患忽略。因此，针对类似这样的情况，结合脉证并与病机、方证、方药统一结合起来，就显得尤为重要。

脉证特征：左手脉不及（细），兼右手关尺脉太过（滑、数）

脉证解读：

阴虚故左手脉细，实热证与右手太过脉对应，右手具体脉象为关、尺的中、沉位滑数。临床把握此方脉证以左右双侧的特征性表现结合起来为重点。图中在右手的关、尺部共标识了四处太过脉，是提示太过脉可能出现的部位，但并非一定要同时出现应指脉动有力的太过脉。

在此提示，虽然图中提示了左右手脉管均细，但临床中两者相比较，一定是以左手脉细为主要特征。

此外，虽然此方病机有两个元素构成，但是以阴虚为次而阳盛为主，所以右手脉有力的程度要大于左手脉不及的程度。

临床具体感受此方脉证，一般以先容易候得右手脉动有力的太过脉，再进一步仔细体会左手脉细的特点，两者兼具，即可判断为此方脉证，临床结合方证表现，可以快速诊断。

仲景书中对此方脉证的记录为"趺阳脉浮而涩"，具体表达的"浮"是指右手关部脉由于是太过脉，临床中最容易触及，代表的病机是实热证，提示的病机为"胃气强"；而其中的"涩"，具体到临床，就是表达左手脉细而不畅，对应的病机是阴虚证，阴液亏虚则自然小便减少，所以出现"小便数"的症状。

脉证鉴别：

从病机与脉证的角度，此方与下文所述的黄连阿胶汤很相似，临床需要鉴别，详见下文。

此方擅治便秘，临床与小承气汤、厚朴三物汤、大承气汤等进行鉴别。主要鉴别点在于是否兼有左脉细，临床体会还是非常容易区别开来的。

4. 阴虚（主）+ 阳盛（次） 黄连阿胶汤

脉证图：

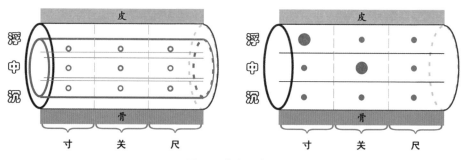

图 66 黄连阿胶汤

方药组成：

黄连四两，黄芩二两，芍药二两，鸡子黄二枚，阿胶三两。

上五味，以水六升，先煮三物，取二升，去滓，内胶烊尽，小冷，内鸡子黄，搅令相得，温服七合，日三服。

病机：阴虚证兼实热证（中焦）

阴阳盛衰：阴虚（主）兼阳盛（次）

方解：

方中黄连、黄芩苦寒，芍药苦平，三药合用为苦寒降法，可治疗阳盛的实热证；阿胶、鸡子黄为甘寒降法，可治疗阴虚证；前者用于下实热，后者补虚、平虚热。

实热留滞而不除，进而煎灼阴液导致阴虚，所以出现实热证与阴虚证兼夹的病机，而阴虚证本身也会出现虚热上扰的表现。此方清热兼滋阴同用，为标本兼治之法。

此方病机属于两种病机兼夹，但具有两种病机同时治疗的条件，所以同时治疗。我们将此方的阴阳盛衰归入阴虚（主）兼夹阳盛（次），但根据临床诊断的实际，调整相应病机的用药剂量，对于阴虚（次）兼夹阳盛（主）的病机也可用于治疗。

方证：失眠、舌质红、烦躁、出血等。

方证解读：

黄连阿胶汤为阴虚兼阳盛病机的代表方之一。

无论是实热还是虚热上扰，都会导致失眠、烦躁等症状；实热证与阴虚证都会出现舌质红的表现；火迫动血，可以导致鼻衄、齿衄等症状，方中黄连、黄芩、芍药可以降热，阿胶擅长滋阴而止血。

脉证特征：左脉不及（细而无力）兼右脉太过（关，寸）

脉证解读：

左手脉无力且脉管细，是阴虚证的脉诊表现；实热停于中焦，故右手脉的关部中位出现最为有力的太过脉。

以上为基本的黄连阿胶汤脉证，临床中，由于此方病机中的实热证而热势上涌，在右手的寸部也容易伴有溢脉或有力的太过脉，图中已经标识；病机中的阴虚证而虚热上扰，在左手的寸部也容易伴有溢脉或在左手的寸部也出现一个相对最有力的脉。这两种情况虽然在临床中会经常出现，但以必有基本脉证为前提。

据仲景书原文，此方的治症仅仅限于失眠、心烦而已，这大大限制了此方的应用范围。临床中，根据舌质红的症状表现，准确地结合脉证，对于糖尿病、精神类疾病等具有广泛的应用机会。

脉证鉴别：

此方的病机与麻子仁证比较相似，均为实热证兼夹阴虚证，因此，此方典型的脉证应与麻子仁丸的脉证进行鉴别。首先注意在右手的太过脉部位进行鉴别，黄连阿胶汤的右手太过脉一般位于关部的中位，而麻子仁丸脉证表现为关、尺部的中、沉位；其次，黄连阿胶汤脉证的右手太过脉在脉象上相较麻子仁丸更流利。此外，临床鉴别这两方的应用，可以结合方证特点，黄连阿胶汤证更偏于热邪上逆的上焦症状，麻子仁丸更偏于热壅于里导致的下焦症状。

鉴于此方的两个病机主次不同，均有调整剂量后应用的机会，那么右手脉的特征表现为非常有力，应用此方时，与麻子仁丸证的鉴别则主要依据方证。此方治症多表现为精神、情志类，而麻子仁丸证多有大便不畅的症状。

第二节　左右都"实"，方向相反

1. 阴盛（主）+阳盛（次）　大柴胡汤

脉证图：

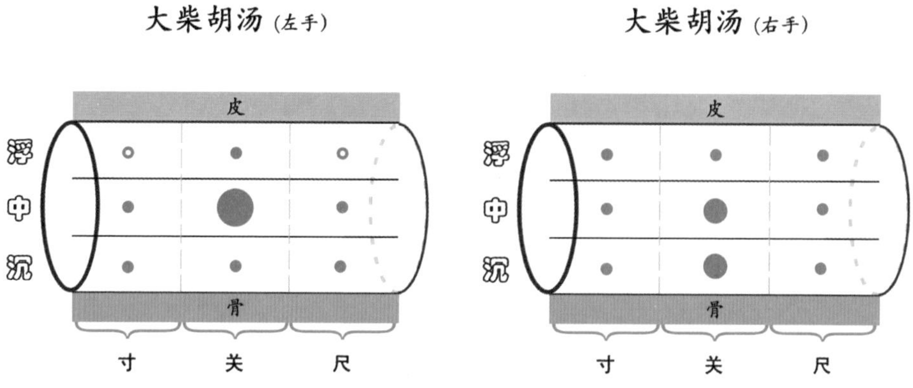

图 67　大柴胡汤

方药组成：

柴胡半斤，黄芩三两，芍药三两，半夏半升（洗），枳实四枚（炙），大黄二两，大枣十二枚，生姜五两。

上八味，以水一斗二升，煮取六升，去滓，再煎，温服一升，日三服。

病机：气滞证（中焦）兼实热证（中焦）

　　阴阳盛衰：阴盛（主）兼阳盛（次）

　　方解：

　　此方由小柴胡汤加减组成。方用小柴胡汤减人参、甘草以治疗柴胡证，针对中焦气滞证的病机，同时加用总体苦寒的芍药、枳实、大黄，以下实热，针对中焦实热证的病机治疗。方中柴胡剂为升法，苦寒药物组合为降法，全方属于升中有降。具体方药解读请参考小柴胡汤脉证图解。

　　方证：柴胡证兼心下满痛等症状。

　　解读：

　　本方证是在柴胡证的基础上兼邪结心下，因此，心下急、心下痞硬、按之心下满痛等均为与此病机联系最密切的症状。口苦、舌质红、舌苔厚、便秘、下利等均为本方证容易出现的症状。河北中医学院刘保和教授总结大柴胡汤的主症为"叩击右肋弓牵引胃脘处满闷疼痛"，直指本方的病机，有很高的临床应用参考价值。

　　由于柴胡类方所治之证涉及中焦，而中焦是人体气血升降的通道，因此症状往往不一而足，更体现出脉证合参的重要性。

　　脉证特征：左关太过脉（中位，弦）伴右关太过脉（滑、数）

　　脉证解读：

　　本方证属实证，故为太过脉；病机中的中焦气滞证，表现为左关太过脉；病机中的中焦实热证，表现为右关太过脉。

　　具体到方药，左关太过脉是小柴胡汤的脉证，右关太过脉是苦寒降法药物（大黄、枳实、芍药）的脉证，两者相兼，就是大柴胡汤的脉证。

　　虽然此方中的小柴胡汤已经减去了人参和甘草，但对应的左手脉与典型的小柴胡汤脉证区别不大，所以图中左手脉与前文所述的小柴胡汤脉证相同，重在体会其关部特征即可。

　　仲景书中关于大柴胡汤有两个版本，其中《伤寒论》中的大柴胡汤没有大黄，而《金匮要略》中记录的大柴胡汤有大黄。这两个版本的大柴胡汤脉证稍有差别，但均表现为双手关部太过，相对来说，无大黄的大柴胡汤右手关部的太过脉脉动力量要小一些。

　　此脉证图示例的是以仲景书原方剂量配比为前提，临床具体体会左手的太过脉力量要大于右手太过脉。实际临床中，如果仅减少柴胡一味药用量配比，则脉证就表现为右侧关部太过脉的力量要大于左手太过脉。

鉴于实际临床中，大柴胡汤证出现的机会很高，调整剂量配比后应用大柴胡汤的机会也很多，因此，明确双手太过脉代表的病机，有利于临床灵活运用此方。

另有一点需要说明，大柴胡汤脉证的右手太过脉，也可以出现在尺部，或者关尺部均为太过脉。

因为此方脉证是典型的双侧关部太过，且左侧主要表现为关部弦，为了便于记忆，也可以称之为"双关弦"。

脉证鉴别：

本方属于柴胡类方之一，而柴胡证临床常见，脉证应当与四逆散、小柴胡汤、柴胡加龙骨牡蛎汤进行鉴别，具体见小柴胡汤脉证图解。

本方治法中包含下法，因此临证时应当与小承气汤、大黄黄连泻心汤等进行鉴别，主要区别是本方脉证突出地表现为双手关部的太过，而其余下法诸方的太过脉仅突出表现在右手。

2. 阴盛（次）+ 阳盛（主） 葛根芩连汤、桃核承气汤、五苓散

葛根芩连汤

脉证图：

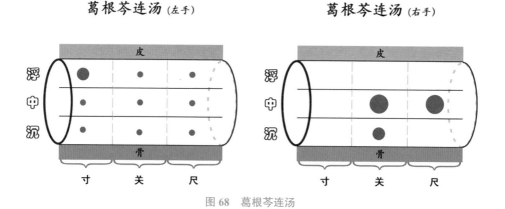

图 68　葛根芩连汤

方药组成：

葛根半斤，甘草二两（炙），黄芩三两，黄连三两。

上四味，以水八升，先煮葛根，减二升，内诸药，煮取二升，去滓，分温再服。

病机：实寒证（上焦）兼实热证（中焦、下焦）

阴阳盛衰：阴盛（次）兼阳盛（主）

方解：

方中甘平的葛根具有升散邪气的功效，用于治疗病机中的上焦实寒证（表证）；苦寒的黄连与苦平的黄芩配伍，为苦寒下法，用于治疗病机中的中焦实热证；另外用甘草补益，以求邪去正复。

全方治法属于有升有降，以降为主。

方证：下利，汗出，面红，舌质红等。

方证解读：

在仲景书中，以一个典型案例来讲解此方方证："太阳病，桂枝证，医反下之，利遂不止。脉促者，表未解也；喘而汗出者，葛根黄芩黄连汤主之。"

患者本来是桂枝汤证，结果被误用了下法，之后出现了葛根黄芩黄连汤证。初起的桂枝汤证病机属于上焦实寒证（表证），正邪交争于表，误下是苦寒降法，将上焦之邪引入中焦、下焦。此时出现了两个病机，第一是表邪并未解，所以正气仍旧与邪气在表相争，"脉促"和"喘"两个症状是人体正气欲通过升散的方式祛除在表之邪的症状；第二是正气与入里之邪相争，且正气欲通过降下的方向祛除入里之邪，所以表现为下利的症状。其中汗出的症状是正气与入里之邪相争剧烈，表现为热象，热势上涌所致。

仅仅针对上焦实寒证，一般当用辛温升法，但是里有实热，必然会导致引热上行；仅仅针对中焦实热证，一般当用苦寒降法，但在表有邪，则必然会导致进一步引邪入里，这时只能采取表里双解之法。方中药用葛根，一方面可以升散邪气，另一方面，葛根甘平，具有补益津液之功，配以甘草，可以对升散治法和实热所伤之津有治疗作用；黄芩、黄连可以清降在里之热。

由于里有实热且热势上涌，所以患者可以有面红、舌质红等症状。此方临床治症颇为广泛，并且也没有特征性症状能够直接指向本方的应用，故以脉证合参为佳。

脉证特征：左寸太过脉（浮、溢）伴右关太过脉（或伴尺部，滑、数）

脉证解读：

病属实证，故表现为太过脉。左手寸部的太过脉为上焦实寒证的脉证表现，右手关部的太过脉是中焦实热证的脉证表现。

由于此方证的病机中，既可以为中焦实热证，也可以为下焦实热证，还可以是两者兼具，所以在图中标识了关尺部均有太过脉，但临床实际中不必兼具，右手只有一处太过脉也可以作为判断此方脉证特征的标准。

仲景书中对本方脉证记录为"脉促"，是对本方脉证图中左手寸部太过脉的表述，实际脉证的全部信息如图中所示。

临床中，此方脉证中左手寸部太过脉一部分会表现为溢脉，左手太过脉的最强脉动位于浮位，右手太过脉位于中、沉位，具体脉象可以表现为滑数，在此提示。

脉证鉴别：

临床中，此方脉证当与同时兼具左手寸部及右手关尺部太过脉的脉证进行鉴别。

与五苓散脉证相比，以右手脉象表现为弦者为五苓散，表现为滑数者为此方；与桂枝茯苓丸、桃核承气汤相比，以右手太过脉位于沉位，且为涩脉者考虑在这两张方之间，右手脉位于中位且表现为滑数者，为此方脉证。另外，仅从脉证角度，还有比较容易混淆的桂枝人参汤、黄连汤等，临床采取脉证合参，还是非常容易进行鉴别的。

桃核承气汤

脉证图:

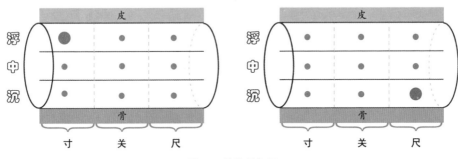

图 69 桃核承气汤

方药组成:

桃仁五十个(去皮尖),大黄四两,桂枝二两(去皮),甘草二两(炙),芒硝二两。

上五味,以水七升,煮取二升半,去滓,内芒消,更上火微沸,下火,先食温服五合,日三服,当微利。

病机:实寒证(表、上焦)兼血瘀证(下焦)

阴阳盛衰:阴盛(次)兼阳盛(主)

方解:

方中用辛温的桂枝升散在表(上焦)的实寒证;另外,用调胃承气汤加桃仁,以攻下位于下焦的血瘀证,调胃承气汤方中的大黄、芒硝均为苦寒之品,属于苦寒降法。

方证:少腹疼痛,精神亢奋不安,肩部拘急疼痛等。

方证解读:

少腹疼痛是瘀血停于下焦,正气与之相争的症状表现;精神亢奋不安,是瘀血停滞影响精神的表现;肩部拘急疼痛,是在表(上焦)仍有实寒之邪,正气与之相争的症状表现。

脉证特征:左手寸部太过脉(浮、溢)兼右手尺部太过脉(沉,涩)。

脉证解读：

左手寸部太过脉，脉象表现为浮位最为有力，或者表现为溢脉，是上焦实寒证的脉证表现；右手尺部太过脉，表现为沉涩的脉象，是下焦瘀血证的脉证表现。

需要提示，虽然此方脉证中有分别位于左右手不同部位的太过脉，但是有主次之分，两者以右手尺部更为有力。

临床体会此方脉证，往往是以先在右手尺部候得沉涩而有力的太过脉，然后再仔细探查左手寸部，是否也为有力的太过脉，或者是否存在溢脉。

有一定经方基础的读者，至此一定会有疑问，对于桃核承气汤的病机，仲景书中明明提示"外解已"，才用的桃核承气汤，也就是说，已经没有表证了，这里为什么还要提示有表证呢？

仲景书中对此方证如此记录："太阳病不解，热结膀胱，其人如狂，血自下，下者愈。其外不解者，尚未可攻，当先解其外；外解已，但少腹急结者，乃可攻之，宜桃核承气汤。"

这段原文明确提示我们，少腹急结是血瘀证的症状表现，可以用桃核承气汤来治疗，但是有一个前提，就是"其外不解者"就不能应用，如果仍有表证，则"当先解其外"，在表证已除的情况下，才能用桃核承气汤。

笔者在讨论此方病机、方证、脉证时，均明确此方证的病机中有表证（上焦实寒证），原因何在呢？依据是什么呢？

有三个方面的依据：

第一，症状表现。临床中，仅从症状分析角度判断为桃核承气汤者，几乎全部都有肩部不适的症状，表现为左肩或右肩，或者双肩拘急疼痛，并且恶寒、恶风，且应用辛温升散药物后会缓解，这是典型的表证症状。

第二，脉证表现。当我们初步判断为桃核承气汤证时，全部都会在左手的寸部可以触及到太过脉，或者是超出腕横纹的溢脉，这是一个非常客观的指证，直接指向了表证（上焦实寒证）的病机。

第三，方药组成。桃核承气汤方总体为攻下瘀血之方，方中仍用属于辛温升法的桂枝，自然是为解表而设。

我们遇到新的问题，仲景先师明确提示这里已经没有表证了，但是仍旧在方中用辛温解表的桂枝，用意为何呢？

从临床当中看，这是通过治疗动态变化的疾病，给我们提示治病的主要方向，而具体治法上，仲景先师认为已经把实际细节全部表达明白了。

医圣提示我们，认识疾病应当做到"见病知源"，那么，针对这样一个相对复杂病机的方证，是如何形成的呢？

从临床看，出现桃核承气汤证的患者，往往是先有受凉的病史，并因此而出现肩部的拘急疼痛等表证，之后出现下焦血瘀证的症状。从发病过程看，患者初起就有表证，在表证并未尽除的情况下，邪气由上焦直中下焦，下焦因寒而导致气血凝聚的血瘀证，这时的治疗就应当表里双解。此外，单纯针对下焦血瘀证，本身其形成就是由上而来的邪气，虽然当下应当攻下瘀血，但下焦仍有邪气应当沿来路升散而祛除，所以在方中用桂枝，一方面可以解在表之余邪，另一方面也与下法的诸药合力，以解下焦瘀血之"结"。

脉证鉴别：

此方当与病机相似的桂枝茯苓丸脉证进行鉴别，此方右手尺部的太过脉相对更为有力。

此方当与病机为血瘀证的抵当汤脉证进行鉴别，抵当汤脉证中没有左手寸部的太过脉。

五苓散

脉证图：

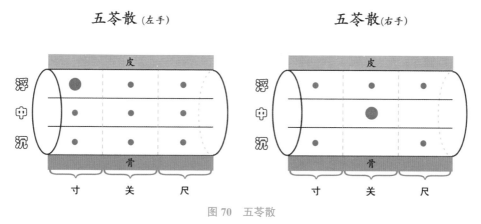

图 70　五苓散

方药组成：

猪苓十八铢（去皮），泽泻一两六铢，白术十八铢，茯苓十八铢，桂枝半两（去皮）。

上五味，捣为散。以白饮和服方寸匕，日三服。多饮暖水，汗出愈。

病机：实寒证（表、上焦）兼水饮证（中焦）

阴阳盛衰：阴盛（次）兼阳盛（主）

方解：

本方是治疗水饮证的代表方之一，仲景书中对此方病机记录为"有表里证"。

针对病机中的水饮证，方中重用甘寒的泽泻，配以甘平的猪苓、苦温的白术以降下水饮，另外用淡味的茯苓，以升散水饮，四药配伍，用于解开中焦的水饮，总体治疗方向仍为降水之法。方中轻用桂枝，一方面可以解在表之邪，用于治疗实寒证，另一方面，助茯苓以升散水饮。

散者散也，方用散剂是为了更有利于水饮的散除，用白饮和服，是为了使得降下水饮药物的力量更稳定地作用于中焦心下处。

方证：心下痞，小便不利，口渴，头痛，身痛等。

方证解读：

五苓散的方证涉及的症状比较多，一方面是因为此方证涉及两个方面的病机，另外，这两个病机会相互影响。

心下痞是中焦水饮证病机的直接表现；水液循行障碍，故可出现小便不利；水饮停于心下，影响津液上承，故出现口渴。由于饮停心下，仍旧可以出现水饮上逆导致的头晕、呕吐等诸多症状；头痛、身痛是表有实寒证的症状表现。

临床中，五苓散证还是比较多见的，那么，为什么患者会出现五苓散的病机呢？

笔者认为有两种情况，第一种情况是患者素有中焦水饮，在此基础上感受外邪后，出现五苓散证；另一种情况是患者感受外邪，导致在正邪交争于表的同时，一部分外邪入于中焦而影响了中焦运化水液的功能，结果导致了中焦水饮证，两种病机并存，表现为五苓散证。

由于此方证的临床表现多种多样，临床应用可以更多地参考和应用脉证。

脉证特征：右关太过脉（濡、弦、中脉），伴有左寸太过脉（浮或溢）

脉证解读：

水饮停于中焦，并且人体欲通过降下的方向祛除水饮之邪，所以在对应的右手关部的中位出现太过的水饮脉，表现为濡或弦的脉象；外邪侵袭，正邪相争于表，并且正气欲通过升散的方向祛除在表之邪，所以在左手的寸部同时也出现太过脉，表现为左寸浮或者溢脉。

此方脉证的特点是，在右侧关部与左侧寸部，均可以体会到太过脉，且右侧关部的太过脉是水饮证弦或濡的脉象，并且右手太过脉的脉动力量要大于左手太过脉。

在仲景书中，也对此方的脉证进行了记录，分别为"浮""浮数"。根据以上解读及临床体验，仲景所言五苓散证的脉"浮"，具体为左寸浮，脉"浮数"，具体为左寸浮而右关数（有力）。

脉证鉴别：

本方脉证当与其它治疗水饮证的脉证进行鉴别。具体见下文。

第三节 左右都"虚"，方向相反

1. 阴虚（主）+阳虚（次） 肾气丸

脉证图：

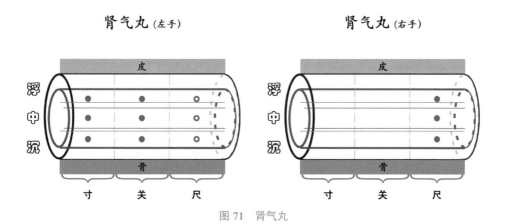

图 71 肾气丸

方药组成：

干地黄八两，薯蓣四两，山茱萸四两，泽泻三两，茯苓三两，牡丹皮三两，桂枝一两，附子一两（炮）。

上八味，末之，炼蜜和丸梧子大。酒下十五丸，加至二十五丸，日再服。

病机：阴虚证（下焦）兼阳虚证（下焦）

阴阳盛衰：阴虚（主）兼阳虚（次）

方解：

此方以重用甘寒的干地黄为君药，配伍甘温的薯蓣、酸平的山茱萸、甘平的蜜以滋补阴液，药用茯苓、牡丹皮、泽泻，以求补而不滞。方中轻用炮附子、桂枝、酒，一方面具有温补阳气之效，另一方面可以缓解寒性药物对阳气的损伤。

全方以滋补阴液为主，可以治疗下焦阴虚证，也有一定的温补阳气作用，用于治疗下焦阳虚证。

方证：小便不利，腰酸、腰痛等。

方证解读：

肾气丸是治疗虚劳的代表方之一，其方证主要表现为下焦虚，所治之症以小便不利、腰酸、腰痛等为主要表现。

腰酸是下焦阴虚证的特征性表现，笔者临床所见，明确诊断为下焦阴虚者，几乎全部具有腰酸的症状。下焦阳虚的患者，多有腰痛的症状，如果患者兼具两个症状，多为下焦阴阳俱虚。

仲景书对此方病机有"微饮"的记录，也就是说，此方还可以治疗下焦的水饮证，症状表现为小便不利。

鉴于此方临床应用的机会很多，往往并无典型症状仍旧可以应用此方取效，单纯依靠方证的方向会受到局限，据脉证可以使得此方的广泛应用更为有把握。

脉证特征：左尺不及脉（无力）兼右尺不及脉（无力）

脉证解读：

此方重用干地黄，针对病机中以阴虚证为主，所以在总体上，表现为脉管细。

左手尺部不及脉是对应的下焦阴虚证的脉证表现，右手尺部不及脉，是对应的下焦阳虚证的脉证表现。

需要注意，虽然此方病机中既有阴虚证，也有阳虚证，但是以仲景书提供的标准剂量配比，以绝对的阴虚证为主要病机，所以图中以表达不同脉动力量的圆点，来区别双手尺部不及脉的程度和主次。临床中，针对脉证图中仅有左手脉表现而无右手尺部脉不及者，此方亦可应用。

临床中，针对双手尺部均显著不及（无力）的情况，一般可以加大方中炮附子、桂枝的剂量，亦可取效。

此方脉证的临床把握为诸脉皆细，在双手尺部能够感受到一个显著的"塌陷"为特征，如果仅有左手尺部的"塌陷"，亦可应用此方。

脉证鉴别：

肾气丸是补益常用方之一，此方证的患者多有疲乏无力等虚证的表现，而虚证从大的方向分为阳虚及阴虚，阳虚者重点从右脉体会，表现特征为右脉更为无力，而阴虚证特征性脉证表现主要从左脉体会。

此方与后世常用的六味地黄丸，两者脉证的鉴别点在于是否具有右手尺部的不及脉，肾气丸的右手不及脉更无力些，而六味地黄丸脉证的右手尺部基本正常。当然，前文已述，在没有右手尺部不及脉的情况下，均为两方的脉证表现，两方均可应用。

此方脉证与百合地黄汤脉证的鉴别点，是此方脉证中右手尺脉的力量要小于百合地黄汤脉证。

鉴于此方治症颇多，准确把握脉证是广泛合理应用此方的前提。

2. 阴虚（次）+ 阳虚（主） 黄芪建中汤

脉证图：

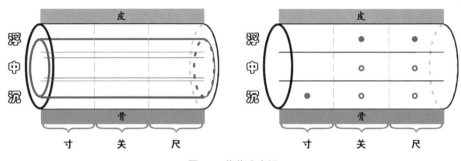

图 72　黄芪建中汤

方药组成：

桂枝三两（去皮），甘草三两（炙），大枣十二枚，芍药六两，生姜二两，胶饴一升，黄芪一两半（千金方中为三两）。

上七味，以水七升，煮取三升，去滓，内胶饴，更上微火消解，温服一升，日三服。

病机：血虚证兼气虚证

阴阳盛衰：阴虚（次）兼阳虚（主）

方解：

此方由小建中汤加黄芪组成。小建中汤方重用饴糖养血滋阴，兼以桂枝加芍药汤具有收敛人体表（上焦）之气血达里（中焦、下焦）之效，两者合用，小建中汤具有补益并收敛气血的功效。此方配以甘而微温的黄芪，则益气功效更著。

在此说明，《金匮要略》记录的黄芪建中汤方中黄芪的剂量是一两半，则此方与小建中汤无论从方证还是脉证上区别不大，而《千金方》也记录了黄芪建中汤，方中黄芪的用量是三两，为了区别小建中汤与黄芪建中汤，此处无论是从方证还是脉证，均以三两剂量黄芪的黄芪建中汤为准。

方证：疲乏、心悸、多汗、腹痛等。

方证解读：

气血不足故表现为疲乏的症状，上焦阴血亏虚，可以出现心悸的症状，多汗是人体正气收敛气血无力的表现，气血会通过汗"漏出"而导致耗伤，多汗则最先伤及上焦的气血，上焦气血亏虚即容易出现心悸的症状。上焦耗伤并多汗，则非常容易导致外邪侵入，故虚劳证容易出现腹痛。此方具有补益气血的功效，并具有收敛气血达里抗邪的作用。

此方是仲景方中具有代表性的补益剂，适用于虚劳证。在生活条件相对较差的古代，虚劳证颇为多见，故仲景于《金匮要略》中设立专篇论述虚劳证的诊治。当今时代，由于工作压力大、体育锻炼不足、生活不规律等原因，虚劳证在现代人群也很多见。仲景方中以小建中汤、黄芪建中汤为治疗一类虚劳证的代表方，针对本身气血不足，并处于一种耗散状态之人。

脉证特征：左手不及脉（细）兼右手不及脉（无力）

脉证解读：

病属虚证，故为不及脉。其中血虚的病机表现为左手脉细，气虚的病机表现为右手脉无力。

在气虚的病机下，由于正气收敛功能衰弱，可以导致虚的气上浮，从而导致"虚汗""漏汗"等症状。针对这种气虚，从治疗上应当在补益的基础上，兼以收敛降下之法，所以方中用黄芪、饴糖等补益，并用桂枝加芍药汤以收敛浮越之气。这种气虚在脉证上，表现为左手脉总体无力的前提下，以左手寸部属于其中脉动力量最大者为特点。所以，图中以右手寸部的浮位、中位留白，其余均为不及脉，提示此处脉动力量最大。

如果在虚劳的基础上，感受了外邪，或者外邪直中入里，由于方中黄芪除补益之外，另有升散邪气的功效，所以也有应用的机会。

需要注意，此脉证图为按照提示剂量的标准图，临床中病机属于气血亏虚病机的患者较多，此方调整剂量，对于总体表现为双手脉均不及者，均有应用的机会。

仲景书中提示小建中汤的脉证为"阳脉涩，阴脉弦"，具体为在总体不及的前提下，左手脉细而无力，兼有右手的关尺部最为有力，其表现为弦的脉象，但是其脉动力量均为超过正常健康脉的脉动力量。此方也有针对如此脉证应用的机会。

脉证鉴别：

临床应用此方，应与小建中汤、当归建中汤等进行鉴别。基于此三方的方药组成区别不大，所致病症也基本相似，临床当中即使鉴别不清，对疗效的影响也不大。具体鉴别，黄芪建中汤脉证的右手脉较小建中汤更为无力，当归建中汤脉证的右手关尺的细弦脉较其余两方更为拘急。

仲景特别提示，与此方相似的小建中汤在临床应用时，从脉证的角度应当与小柴胡汤进行鉴别。《伤寒论》第100条："伤寒，阳脉涩，阴脉弦，法当腹中急痛，先与小建中汤。不差者，小柴胡汤主之。"这里提示我们，小建中汤与小柴胡汤在临床中均会出现"阳脉涩，阴脉弦"的脉证，从症状表现上均会出现腹痛，那么具体应如何鉴别选用呢？此例以腹痛为主诉，往往并无其余特殊表现，类似这样的情况在临床中是非常多见的，这非常容易导致在选择方药时陷入无所适从的境地。而从脉证角度鉴别小建中汤与小柴胡汤则非常清晰，小建中汤是右手的寸部无力而关、尺部弦，而小柴胡汤是左手脉的寸、尺部相对无力，而关部弦而有力，且为太过脉，主要的区别就在于左右手脉的不同。临证时只要重点对比左右手脉的差异，就可以明确地诊断。

第四节　单手"虚实"，方向相反

1.阴盛（主）+阴虚（次）　四逆散

脉证图：

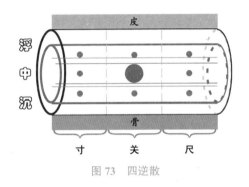

四逆散（左手）

图 73　四逆散

方药组成：

甘草（炙），枳实（破，水渍，炙干），柴胡，芍药。

上四味，各十分，捣筛，白饮和服方寸匕，日三服。

病机：气滞证（中焦）兼血虚证

阴阳盛衰：阴盛（主）兼阴虚（次）

方解：

方中柴胡的作用方向是向上、向外升散疏泄，苦寒的枳实与苦平的芍药合用，作用方向是向下降下泄气，三药合用，共同解中焦之结，针对病机中的中焦气滞证；方中甘草具有滋补之功，可以养血，以针对血虚证的病机。全方为针对血虚证下的中焦气滞证而设，属于升法和降法相结合，升中有降，总体属于升法。

方证：气机郁滞导致的诸多表现。

方证解读：

在此方病机下，涉及临床症状表现较多，仲景书中记录为"少阴病，四逆，其人或咳，或悸，或小便不利，或腹中痛，或泄利下重者，四逆散主之"。

邪气留滞中焦，人体必然从其他部位调动气血达于中焦抗邪，四肢的气血较平素为减少，所以表现为"四逆"。正邪交争于中焦，正气欲将邪气向上祛除，可以表现为"咳""悸"；正气欲将邪气向下祛除，可以表现为"泄利下重"；正邪交争于里，可以表现为"腹中痛"；气机郁滞而不畅达，可以表现为"小便不利"。

综合以上仲景记录的症状表现，其主要特点是人体正气欲通过向上升散和向下降泄两个方向结合，从而将邪气祛除，但是限于人体正气自身抗邪能力的不足，所以虽然出现了这些症状，但仍旧难以将邪气祛除。因此，方用四逆散，协助正气从升散和降泄两个方向治疗，邪去则症已。

从方证角度，四逆散以体现正气分别从两个方向祛邪的症状作为特征，但是，由于涉及的症状很多，并且没有特征性症状，临床把握有相当的难度，而结合脉证就很容易把握此方应用的客观指征。

脉证特征：左手脉不及（细）兼关部太过（弦，中位）

脉证解读：

病机中的血虚证，表现为左手脉细；病机中的中焦气滞证，表现为左手关部中位弦。

临床把握此脉证，以在左手关部触及脉动有力的太过脉，并且处于中位，脉象表现与小柴胡汤脉证的弦脉相同，进一步探查，左手脉较小柴胡汤脉证为细，即为此方脉证。

此方病机中虽然有气滞证和血虚证两个因素，但是以气滞证为主而血虚证为次。

一些方药涉及的病机，可以出现许多纷繁复杂的症状，仲景书中为了对此提示，多次在方证中以或然证的方式来强调，四逆散证就是如此。临床中，如果被这些复杂症状困扰，就会给辨证带来极大的困难，而结合脉证，就会给我们指出明确的方向。

脉证鉴别：

四逆散的脉证应与其他柴胡类方进行鉴别，具体参考小柴胡汤脉证的
鉴别。

后世的逍遥散方证，其病机与方药组成均与此方相仿，两者脉证也基本
相似。

2. 阳盛（主）+阳虚（次） 大黄附子汤

脉证图：

大黄附子汤（右手）

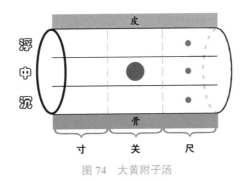

图 74 大黄附子汤

方药组成：

大黄三两，附子三枚（炮），细辛二两。

上三味，以水五升，煮取二升，分温三服；若强人煮二升半，分温三服。
服后如人行四五里，进一服。

病机：实寒证（中焦）兼阳虚证（下焦）

阴阳盛衰：阳盛（主）兼阳虚（次）

方解：

此方病机为中焦实寒证，寒邪留滞进一步引起下焦阳虚证。方中用苦寒
降下的大黄配伍辛温的炮附子、细辛，以攻下实寒之邪，方中炮附子和细辛
对阳虚证有温补作用。

此方治法可以称之为温下，其病机中包含"冷积"。

方证：胁下偏痛，腹胀等。

方证解读：

实寒之邪停于中焦，正邪交争，表现为胁下偏痛的症状。

仲景书中记录此方证为"胁下偏痛，发热，其脉紧弦，此寒也，以温药下之，宜大黄附子汤"。

胁下偏痛而发热，这并非特征性症状，仲景根据其脉象表现为紧弦，判断为当用温药下之的寒证。仲景书中对此方方证的提示非常有限，实际上，在适用于温下治法的病机下，可以出现许多常见的临床症状。

临床当中，仅依据症状判断此方应用的指征，存在较大的困难，兼以此方治疗方向明确，力专效宏，一旦应用不当，必然导致不良后果，因此，结合脉证准确判断此方应用的指征非常重要。

脉证特征：右手关部太过脉（紧弦）兼右手尺部不及脉（无力）

脉证解读：

用升散之法治疗的实寒证，属于阴阳盛衰的阴盛，用攻下之法治疗的实寒证，属于阴阳盛衰的阳盛。

或有人问，都是实寒证，如何判断应当用升散之法还是攻下之法治疗呢？

或有人还会问，寒属阴，实寒证属于阴盛还好理解，实寒证属于阳盛又该如何理解呢？

其实，阴阳盛衰只是为了我们便于实际把握而进行的命名，正所谓"名可名，非常名"，这些命名是为了给我们提供方便，而不能成为我们认识的羁绊。

可以这样来认识，针对实寒之邪，应当用升散之法治疗者，就属于阴盛，而当用降下之法治疗者，就属于阳盛。虽然邪气是被归于"阴"的寒证，但却是当用"攻下"这样的"阴法"治疗，自然就应当是阳盛。

回到第一个问题，判断实寒证究竟应当采取什么方向的治疗，临床当中根据症状进行判断，是一种方法，但是也会遇到许多困难，比如此方证，仅从症状就很难判断人体正气究竟是要从什么方向将邪气祛除，而根据脉证，就非常明确。

针对中焦实寒证的病机，人体正气欲通过降下的方向将邪气祛除，就客观地表现为右手关部太过脉，这时就应当采取攻下的治法。由于攻下的邪气属于实寒，所以单用苦寒之品就非适宜，所以方用苦寒的大黄配伍辛温的炮附子、细辛。寒邪伤下焦之阳，所以脉证表现为右手尺部无力，方中炮附子、细辛可治之。

此方虽然包含两个病机，但仍以实寒证为主而阳虚证为次，图中关部太过脉标识为最大脉力，尺部仍属于无力的不及脉，留空的部位表示脉动的力量正常。

临床体会此方脉证，以在右手关部触及太过脉，体会其脉象表现为脉管比较拘急，进一步探查右手尺脉无力为特征。

脉证鉴别：

此方脉证以右手关部太过脉为突出特征，临床中，应当与相似的大黄黄连泻心汤、白虎汤、小承气汤等进行鉴别，重要区别点在于右手尺部是否有力。此方脉证有尺部无力，而其余诸方均为尺部有力。

3.阴虚（主）+阴盛（次）　当归四逆汤

脉证图：

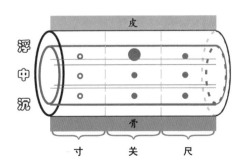

图75　当归四逆汤

方药组成：

当归三两，桂枝三两（去皮），芍药三两，细辛三两，甘草二两（炙），通草二两，大枣二十五枚（擘）。

上七味，以水八升，煮取三升，去滓，温服一升，日三服。

病机：血虚证兼血瘀证

阴阳盛衰：阴虚（主）兼阴盛（次）

方解：

此方是经方中重用大枣之方，方用大枣二十五枚，总体是以甘味大枣滋阴养血，以针对血虚证进行治疗。方中兼用甘味的甘草补益，配以当归、通草、桂枝、芍药、细辛通行气血，以治疗血瘀证，全方共奏补血行血之功。此外，细辛、桂枝等辛味药合用，可以起到调动人体内部气血达表的功效。

方证：手足冷凉，月经量少，面白疲乏等。

方证解读：

此方总体是一张补血之方，所治之症以血虚为主要表现，如月经量少、面白疲乏等。此外，由于血虚而血行不畅，四末缺乏气血之濡养，可以出现手足冷凉等表现。由于本方除了重用养血、补血之品外，仍配以调动人体内部气血达表的药物，所以与其他补血方剂相比较，更擅长治疗以体表或上焦血虚为主要表现的病症。

单纯从此方擅治的方向来讲，临床比如冻疮、表现在四肢的皮肤病，应用此方的机会较多。

脉证特征：左手不及脉（细、涩无力）兼左寸最为无力

脉证解读：

此方病机实际有三个元素构成，第一个基本元素是血虚，所以脉证表现为左手脉细、涩而无力；第二个元素是里有一定程度的血瘀，人体气血被调动至里与邪相争，所以脉证表现为左手关部出现太过脉；第三个元素是在表之血虚导致的严重症状，由于本身就有全身的血虚证，所以就有表（上焦）的血虚，兼以里有血瘀，则达表之血更少，因此，一方面导致了严重的症状，

另一方面导致左手寸部最为细而无力。

针对此方病机的三个元素，一方面应当重用滋阴补血之品，所以方中重用大枣；另一方面当用治疗血瘀证的药物，针对血瘀证，有苦寒下血之法，又有辛温行血之法，此方的严重症状表现为在表的血虚导致的"四逆"，所以唯有应用辛温行血之法，如此，一方面可以治疗血瘀证，另一方面可以将人体内部的气血达表（上焦），从而治疗由于四末血虚而导致的四肢厥冷。

仲景书中对此方脉证记录为"脉细欲绝"，脉细就是脉管细，由血管内容少而导致，直接指向血虚证的病机，临床中以左手脉细为主要特征。但是，是不是只要出现脉细就可以应用此方呢？当然不是，治疗脉细的方药众多，这样的脉象表现在左右手、寸关尺的不同部位，均代表不同的病机，并非只要是脉细欲绝就是应用此方的客观指征，而唯有表现为我们上面所述的脉证全部信息者，才是应用此方的准确指征。

由此也可见，医圣张仲景虽然给我们指出了脉证这个方向，但是在具体脉证上，有些只是指出了主要特征，在临床把握上，仍需我们根据实际，进一步总结发展和弘扬。

脉证鉴别：

此方应与麦门冬汤脉证进行鉴别。两方脉证均表现为左寸部细而不容易探及，区别的重点在于此方脉证仍有余脉很细而涩，而麦门冬汤脉证除寸部以外，余部细的脉象就相对不是很明显，兼以两方的方证区别很大，脉证合参是很容易区别，这也是强调脉证合参的原因之所在。

针对临床中四肢厥冷的症状，临床中应当将常用治疗方法的代表方进行鉴别。四逆汤脉证特征为右尺脉不及，四逆散表现是左关部中位非常有力，所以，虽然症状表现非常相似，但结合脉证，非常容易鉴别。

4. 阳虚（主）+ 阳盛（次） 附子泻心汤

脉证图：

附子泻心汤 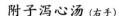（右手）

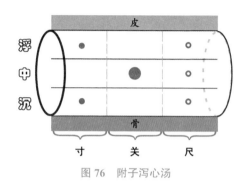

图 76 附子泻心汤

方药组成：

大黄二两，黄连一两，黄芩一两，附子一枚（炮，去皮，破，别煮取汁）。

上四味，切三味，以麻沸汤二升渍之，须臾，绞去滓，内附子汁，分温再服。

病机：阳虚证（下焦）兼实热证（中焦）

阴阳盛衰：阳虚（主）兼阳盛（次）

方解：

此方由大黄黄连泻心汤加炮附子构成。

方中大黄黄连泻心汤可以治疗中焦实热证，炮附子可以治疗下焦阳虚证，全方合用，可以治疗以阳虚证为主并兼有实热证病机的病证。

为何会出现这样的病机呢？

临床中，大多为素有中焦实热的患者，里热日久不除，逐渐伤及了下焦之阳，并且以阳虚为主实热为次，就是此方的病机。

方证：心下痞、腰酸痛、寒热错杂等。

方证解读：

实热停于中焦，正邪交争，所以出现心下痞，即胃脘满闷；下焦阳虚证，可表现为腰部酸痛。中焦有实热，兼有下焦的阳虚，临床中会出现寒热错杂的诸多病证，比如由于中焦有热可以表现为口臭、多食、面红、衄血等，下焦阳虚可以出现下肢冷凉等。

临床中，此方证涉及的症状众多，但是并没有特征性方证表现可以指向本方，因此，仍以结合脉证作为应用此方的客观指证。

脉证特征：右尺不及脉（无力）兼右关太过脉（滑数）。

脉证解读：

中焦实热证与右手关部太过脉对应，下焦虚寒证与右手尺部不及脉对应。

临床体会此方脉证，以在右手关部容易触及有力的太过脉，而进一步探查右手尺部为不及脉。

需要注意，虽然此方中既有实证又有虚证，脉证中既有太过脉又有不及脉，但是有主次之分，以右手尺部显著不及为主，右手关部太过为次。图中以最无力的不及脉表达右手尺部，以较强脉动力量的太过脉表达右手关部，意思是以正常健康脉的脉动力量为标准，右手不及脉明显小于标准，而右手太过脉稍微大于标准。如果主次颠倒，就不是此方脉证。

脉证鉴别：

临床中，应当与此方病机、脉证均相似的大黄附子汤证进行鉴别。大黄附子汤的右手关部太过脉力量大于此方，而尺部不及脉的力量，也大于本方，结合方证，不难鉴别。

同样，此方应当与表现为右手关部最为有力的诸多脉证进行鉴别。

比如，与大黄黄连泻心汤相比，此方右手尺部更无力。

与半夏泻心汤相比，同样是此方右尺部更无力。

与枳术汤、泽泻汤等治疗水饮证的诸方相比，以弦的水饮脉和滑数的实热证脉象进行区别。

附录一　医圣张仲景对经方发展的贡献

从古至今，中医是有流派之分的，汉代时期总结的主要有医经派与经方派。医经派以研究脏腑经络为主要方向，以应用针灸治疗为主要手段；经方派以研究方药为主要方向，以应用方药治病为主要手段，可以说，经方派的学术思想代表着古人应用方药治病的原始思路。

经方派的古籍大多以方药为主体，以列举症状为辅助，很少谈论病机。从诊断角度看，经方派应用方药的主要依据几乎只有临床症状。当然，也很有可能经方流派另有其他高效的诊断方法，但今天不能看到或无法应用，即为失传。可以说，经方派长于方药而短于诊断。

医经派以研究经络、脏腑、病机等为主要方向，在四诊方面更有所长，其中非常明确的是，中医的脉诊就来源于医经派。但是医经派在具体选方用药时就显得相对随意，特别是在对方药的研究总结上，明显不及经方派更精确。可以说，医经派长于诊断而短于方药。

在中医学发展的早期，经方派曾经占据了主导的地位。但是到了战国时代，以扁鹊为首的扁鹊学派，对医经派的学术进行了大胆的创新，极大程度地推动了其发展。中医学的历史发展到汉代，又一位杰出的传人在经方派中出现，那就是医圣张仲景。

张仲景根据当时经方派发展的不足，打破学派之间的界限，在不脱离经方学派原旨的基础上，创新性地把医经派的诊断方法应用于经方学术，这其中最主要的方法就是脉诊。遍览古籍就会发现，仲景之前的经方派是没有诊脉这个手段的。率先把脉诊与经方结合起来，这是仲景学说的一大创举；把病、脉、证结合起来，更是仲景学说的一大创举，我们可以称之为脉证结合、脉证合参。特别是后者，是把病机、脉诊与方药直接一一对应，这与一般理解的脉诊后开具经方有着本质的区别。可以说，医圣张仲景不但对经方研究很有建树，更是为经方派的发展指出了一个非常明确的方向，就是加强经方的病机和诊断的研究。

非常可惜的是，对于脉证合参的重要方向，仲景以后，从王叔和到李东垣、朱丹溪虽然稍有涉猎，但并未更好地传承，更无谈发展。也就是说，仲景之后的经方派，再也没有像仲景一样重点结合脉诊而应用经方。为何如此呢？这是因为传承者既要熟悉经方理论，更要对脉诊与医理都很精通，这确实是有相当难度的，因而深研中医和脉学历史的赵恩俭先生发出感慨："仲景的著作横绝今古的原因就在于此。"因此，后世对于经方的研究仍旧是以方证、病机为重点，脉诊被单独出来仅研究脉象和脉理，使得经方与脉诊被隔离开来，仲景指出了病、脉、证结合的方向鲜有传承与发挥。加强经方脉证的研究和应用，有很广阔的空间，更有很高的学术价值与指导临床应用价值。

附录二　古籍对寸关尺的界定

1.难经的寸口脉二分法

《难经·二难》：尺寸者，脉之大要会也。从关至尺是尺内，阴之所治也；从关至鱼际是寸内，阳之所治也。故分寸为尺，分尺为寸。故阴得尺内一寸，阳得寸内九分。尺寸终始，一寸九分，故曰尺寸也。

《难经》以前，寸口脉诊基本不分部，难经将寸口脉分为尺寸两部，虽然也有"关"脉的界定，但仅仅是作为寸与尺的分界线，而并非作为一部脉用于临床诊查。

2.分寸关尺三部起自华佗脉法

《中藏经·论肝脏虚实寒热生死逆顺脉证之法》：肝中寒，则两臂痛不能举，舌本燥，多太息，胸中痛，不能转侧，其脉左关上迟而涩者是也。

华佗脉法已经开始将关部作为一部脉用于临床诊查。

3.《脉经》完善了寸关尺的分法

《脉经·辨三部九候脉证》经言：所谓三部者，寸、关、尺也。

《脉经·分别三关境界脉候所主》：从鱼际至高骨，却行一寸，其中名曰寸口。从寸至尺，名曰尺泽，故曰尺寸。寸后尺前名曰关。阳出阴入，以关为界。

4.仲景脉法中既有二分法也有三分法

仲景书中既有将寸口脉分为阳脉、阴脉的二分法，也有将寸口脉分为寸关尺的三分法。

由上可见，仅仅在寸口脉的分部上就有一个历史发展的过程，更不用说涉及相对更为复杂的脉象了，因此，我们无论是学习和研究脉学还是中医，都要基于历史的观点。

附录三　经方脉证全表

左手		右手	
太过脉		太过脉	
阴盛 （升法）	桂枝汤、桂枝加葛根汤、桂枝加厚朴杏子汤、桂枝去芍药汤、桂枝麻黄各半汤、桂枝二麻黄一汤、葛根汤、葛根加半夏汤、麻黄汤、大青龙汤、新加汤、桂枝加桂汤、柴胡桂枝汤、瓜蒂散、吴茱萸汤、麻黄细辛附子汤、麻黄附子甘草汤、半夏散及汤、栝楼桂枝汤、麻黄加术汤、麻杏薏甘汤、防己黄芪汤、栝楼薤白白酒汤、栝楼薤白半夏汤、枳实薤白桂枝汤、茯苓杏仁甘草汤、半夏厚朴汤、侯氏黑散、旋覆代赭汤、射干麻黄汤、小柴胡汤、橘枳姜汤、蜀漆散、牡蛎汤、红蓝花酒、茯苓桂枝白术甘草汤、茯苓甘草汤、小半夏汤、小半夏加茯苓汤、防己茯苓汤、苓甘五味姜辛汤、桂苓五味甘草去桂加干姜细辛半夏汤、苓甘五味加姜辛半夏杏仁汤、桂枝去芍药加麻黄细辛附子汤、茯苓泽泻汤、甘草麻黄汤、麻黄附子汤、桂枝加黄芪汤、麻黄醇酒汤、半夏麻黄丸、	阳盛 （降法）	白虎加人参汤、调胃承气汤、栀子豉汤、栀子甘草豉汤、栀子生姜豉汤、栀子厚朴汤、栀子干姜汤、文蛤散、大黄黄连泻心汤、黄芩汤、黄芩加半夏汤、白虎汤、大承气汤、小承气汤、茵陈蒿汤、栀子柏皮汤、干姜黄芩黄连人参汤、白头翁汤、枳实栀子汤、一物瓜蒂汤、栝楼牡蛎散、苦参汤、赤豆当归散、升麻鳖甲汤、雄黄、风引汤、矾石汤、皂荚丸、泽漆汤、葶苈大枣泻肺汤、千金苇茎汤、厚朴三物汤、厚朴大黄汤、栀子大黄汤、大黄硝石汤、大黄甘草汤、紫参汤、薏苡附子败酱散、大黄牡丹汤、排脓散、黄连粉、枳实芍药散、狼牙汤、小儿疳虫蚀齿方、大陷胸丸、大陷胸汤、小陷胸汤、鳖甲煎丸、鸡屎白散、抵当汤、抵当丸、下瘀血汤、硝石矾石散、土瓜根散、大黄甘遂汤、矾石丸、苓甘五味加姜辛半杏大黄汤、桂枝去桂加茯苓白术汤、

左手		右手	
太过脉		太过脉	
阴盛 （升法）	大半夏汤、半夏干姜散、生姜半夏汤、橘皮汤、橘皮竹茹汤、藜芦甘草汤、厚朴生姜半夏甘草人参汤、排脓汤、桂枝加附子汤、桂枝去芍药加附子汤、小青龙加石膏汤、桂枝附子汤、甘草附子汤、桂枝生姜枳实汤、乌头赤石脂丸、九痛丸、竹叶汤、葛根黄芩黄连汤、五苓散、麻黄连轺赤小豆汤、桂枝加芍药汤、乌头汤、小青龙汤、桂枝人参汤、黄连汤、桂枝加大黄汤、白通汤、白通加猪胆汁汤、白虎加桂枝汤、桂枝芍药知母汤、厚朴七物汤、乌头桂枝汤、厚朴麻黄汤、桂枝去芍药加皂荚汤、《古今录验》续命汤、《千金》三黄汤、《近效方》术附子汤、桂枝二越婢一汤、柴胡桂枝干姜汤、柴胡去半夏加栝楼汤、桂枝去芍药加蜀漆牡蛎龙骨救逆汤、桂枝甘草龙骨牡蛎汤、四逆散、大柴胡汤、柴胡加芒硝汤、柴胡加龙骨牡蛎汤、桃核承气汤、桂枝茯苓丸、茯苓饮、麻黄杏仁甘草石膏汤、麻黄升麻汤、大乌头煎、黄芩加半夏生姜汤	阳盛 （降法）	十枣汤、甘遂半夏汤、木防己汤、木防己汤去石膏加茯苓芒硝汤、泽泻汤、己椒苈黄丸、栝楼瞿麦丸、枳术汤、牡蛎泽泻散、蒲灰散、滑石白鱼散、茯苓戎盐汤、芪芍桂酒汤、茵陈五苓散、猪苓散、猪膏发煎、文蛤汤、当归贝母苦参丸、白散、走马汤、诃梨勒散、桔梗白散、越婢汤、越婢加半夏汤、小青龙加石膏汤、桂枝生姜枳实汤、五苓散、黄连汤、桂枝加大黄汤、白虎加桂枝汤、厚朴七物汤、葛根黄芩黄连汤、麻黄连轺赤小豆汤、桂枝加芍药汤、厚朴麻黄汤、《千金》三黄汤、附子泻心汤、麻子仁丸、黄连阿胶汤、竹叶石膏汤、百合知母汤、滑石代赭汤、百合滑石散、桂枝二越婢一汤、酸枣仁汤、桂枝去芍药加皂荚汤、白头翁加甘草阿胶汤、三物黄芩汤、柴胡去半夏加栝楼汤、大柴胡汤、柴胡加芒硝汤、柴胡加龙骨牡蛎汤、桃核承气汤、大黄䗪虫丸、桂枝茯苓丸、当归芍药散、猪苓汤、葵子茯苓散、大黄附子汤、越婢加术汤、芍药甘草汤、麻黄杏仁甘草石膏汤、麻黄升麻汤、黄芩加半夏生姜汤、

续表

左手		右手	
不及脉		**不及脉**	
阴虚 （降法）	防己地黄汤、肾气丸、麦门冬汤、甘麦大枣汤、百合鸡子汤、百合地黄汤、百合洗方、当归四逆汤、炙甘草汤、蜜煎、猪肤汤、甘草汤、桔梗汤、苦酒汤、獭肝散、王不留行散、胶艾汤、当归散、竹皮大丸、《千金》甘草汤、乌梅丸、桂枝甘草汤、茯苓桂枝甘草大枣汤、奔豚汤、茯苓桂枝五味子甘草汤、麻子仁丸、当归芍药散、猪苓汤、葵子茯苓散、黄连阿胶汤、芍药甘草汤、小建中汤、竹叶石膏汤、百合知母汤、滑石代赭汤、百合滑石散、黄芪建中汤、当归建中汤、薯蓣丸、酸枣仁汤、白头翁加甘草阿胶汤、三物黄芩汤、温经汤	阳虚 （升法）	甘草干姜汤、四逆汤、干姜附子汤、白术附子汤、薏苡附子散、茯苓四逆汤、赤石脂禹余粮汤、桃花汤、四逆加人参汤、头风摩散、天雄散、柏叶汤、黄土汤、甘草粉蜜汤、白术散、蛇床子散、《千金》生姜甘草汤、黄芩人参汤、通脉四逆汤、理中汤、甘姜苓术汤、芍药甘草附子汤、真武汤、生姜泻心汤、半夏泻心汤、甘草泻心汤、去桂加白术汤、附子汤、烧裈散、附子粳米汤、大建中汤、赤丸、当归生姜羊肉汤、旋覆花汤、蜘蛛散、干姜人参半夏丸、黄芪桂枝五物汤、桂枝加龙骨牡蛎汤、桂枝加附子汤、桂枝去芍药加附子汤、甘草附子汤、乌头赤石脂丸、九痛丸、竹叶汤、乌头汤、桂枝人参汤、桂枝附子汤、桂枝芍药知母汤、白通汤、白通加猪胆汁汤、乌头桂枝汤、《古今录验》续命汤、《近效方》术附子汤、附子泻心汤、桂枝二越婢一汤、茯苓饮、大黄附子汤、越婢加术汤、桂枝去芍药加蜀漆牡蛎龙骨救逆汤、桂枝甘草龙骨牡蛎汤、小建中汤、黄芪建中汤、当归建中汤、薯蓣丸、温经汤、大乌头煎

说明：

（1）表格中标识为紫色字体者，为双手均有太过不及。

（2）临床中对于阴虚和阳虚存在特殊治法，即阴虚采用升法、阳虚采用降法。本表格重在提示诸方脉证的不同，所以仍旧按照阴阳盛衰病机进行归类。